Année 1882

THÈSE

N°

POUR

LE DOCTORAT EN MÉDECINE

Présentée et soutenue le 14 décembre 1882, à 1 heure

PAR FRANCISCO D'ALBUQUERQUE CAVALCANTI

Né à Pernambuco (province du Brésil), le 4 octobre 1856.
Bachelier en philosophie (Rome, 1875).
Diplôme de métaphysique spéciale et éthique (Rome, 1876).

LES PASSIONS TRISTES

LE LIBERTINAGE ET LA SYPHILIS

CONSIDÉRÉS COMME CAUSES DE PHTHISIE

Président : M. BROUARDEL, *professeur.*
Juges : MM. { PAJOT, *professeur.*
{ PINARD, PEYROT, *agrégés.*

Le Candidat répondra aux questions qui lui seront faites sur les diverses parties de l'enseignement médical.

PARIS

A. PARENT, IMPRIMEUR DE LA FACULTÉ DE MÉDECINE

A. DAVY, Successeur

31, RUE MONSIEUR-LE-PRINCE, 31

1882

FACULTÉ DE MÉDECINE DE PARIS

Doyen................... M BÉCLARD.

Professeurs........... MM.

Anatomie..	SAPPEY.
Physiologie...	BÉCLARD.
Physique médicale......................................	GAVARRET.
Chimie organique et chimie minérale........	WURTZ.
Histoire naturelle médicale...................	BAILLON.
Pathologie et thérapeutique générales........	BOUCHARD.
Pathologie médicale...............................	JACCOUD. PETER.
Pathologie chirurgicale..........................	GUYON. DUPLAY.
Anatomie pathologique...........................	CORNIL.
Histologie...	ROBIN.
Opérations et appareils...........................	LE FORT.
Pharmacologie.......................................	REGNAULD.
Thérapeutique et matière médicale............	HAYEM.
Hygiène..	BOUCHARDAT.
Médecine légale......................................	BROUARDEL.
Accouchements, maladies des femmes en couche et des enfants nouveau-nés..................	PAJOT.
Histoire de la médecine et de la chirurgie.......	LABOULBÈNE.
Pathologie comparée et expérimentale.	VULPIAN.
Clinique médicale................................	SEE (G.) LASÈGUE. HARDY. POTAIN.
Maladies des enfants.............................	PARROT.
Clinique de pathologie mentale et des maladies de l'encéphale..................................	BALL.
Clinique des maladies syphilitiques...........	FOURNIER.
Clinique des maladies nerveuses...............	CHARCOT.
Clinique chirurgicale............................	RICHET. GOSSELIN. VERNEUIL. TRÉLAT.
Clinique ophthalmologique....................	PANAS.
Clinique d'accouchements.......................	DEPAUL.

DOYENS HONORAIRES : MM. WURTZ et VULPIAN.

Professeurs honoraires :
MM. le baron J. CLOQUET et DUMAS.

Agrégés en exercice.

MM.	MM.	MM.	MM.
BERGER.	GAY.	LEGROUX	REMY.
BOUILLY.	GRANCHER.	MARCHAND.	RENDU.
BOURGOIN	HALLOPEAU.	MONOD.	RICHET.
BUDIN.	HENNINGER.	OLLIVIER.	RICHELOT.
CADIAT.	HANRIOT.	PEYROT.	STRAUS.
DEBOVE.	HUMBERT.	PINARD.	TERRILLON.
DIEULAFOY.	LANDOUZY.	POZZI.	TROISIER.
FARABEUF, chef des travaux anatomiques.	JOFFROY. DE LANESSAN.	RAYMOND. RECLUS.	

Secrétaire de la Faculté : CH. PUPIN.

A LA MÉMOIRE DE MON PÈRE

Regrets éternels!

A LA MEILLEURE DES MÈRES

A MES FRÈRES

Dr J.-A. d'Albuquerque Cavalcanti.
Dr A.-A. d'Albuquerque Cavalcanti.
Dr L. d'Albuquerque Cavalcanti.

A MES AUTRES FRÈRES ET SŒURS

A MES BEAUX-FRÈRES

A MON TRÈS CHER PARRAIN
Le Major F. VAZ CAVALCANTI

A TOUS MES PARENTS

A son Excellence M. le vicomte d'ITAJUBA

Ancien ministre plénipotentiaire du Brésil.

Hommage de profond respect et reconnaisance.

A M. le Chevalier A. d'ARAUJO

Chargé d'affaires près de la légation du Brésil.

Acceptez ce faible témoignage de gratitude.

A Monseigneur PINTO DE CAMPOS

Prélat référendaire de S. S. Ex-député,
Commandeur de l'ordre de N.-D. de la Conception, etc., etc.

Hommage de haute considération et d'amitié sincère.

A MES ANCIENS MAITRES ET AMIS

F.-S. PROVENZALI et Benjamino BERGONDI

Je n'oublierai jamais que vous avez été pour
moi non seulement des maîtres savants et dé-
voués, mais aussi des amis sincères.

A Mon excellent maitre LE DOCTEUR COMBAL
Professeur à la Faculté de médecine de Montpellier.

A M. LE DOCTEUR COURTY
Professeur à la Faculté de médecine de Montpellier.

A M. LE DOCTEUR GRASSET
Professeur à la Faculté de médecine de Montpellier.

A M. LE DOCTEUR MOITENIER
Professeur à la Faculté de médecine de Montpellier.

A M. LE DOCTEUR BATLE
Professeur à la Faculté de médecine de Montpellier.

LES PASSIONS TRISTES

LE LIBERTINAGE ET LA SYPHILIS

CONSIDÉRÉS COMME CAUSES DE PHTHISIE

> Les passions peuvent augmenter le nombre et l'intensité des maladies jusqu'à un point qu'il est impossible d'assigner.
>
> J. DE MAISTRE.

DIVISION DU SUJET

PREMIÈRE PARTIE..
- Passion : origine de la passion.
- Amour : définition et division.
- Signes de l'amour.
- Modifications de l'amour.
  - Amour effréné, signes, conséquences.
  - Amour contrarié.
  - Amour concentré.
  - Amour jaloux.
  - Complication commune de l'amour.

DEUXIÈME PARTIE..

Chap. I...
- Libertinage proprement dit. Introduction au, etc.
- Définition du libertinage.
- Physiologie de l'acte génésique.
- Effets du libertinage.
- Libertinage conjugal.
- Mariages précoces.

Chap. II..
- Onanisme.
- Historique de l'onanisme.
- Onanisme et onanistes.
- Troubles consécutifs à l'onanisme dans la première et seconde enfance et dans l'âge adulte. — Généraux et locaux.
- Signes de l'onanisme.
- Onanisme conjugal. Crime d'Onan.

Chap. III.
- Prostitution.
- La prostitution et les mœurs. — Tolérée et clandestine.
- La prostitution et la syphilis.
- Conclusion.

TROISIÈME PARTIE.
- Syphilis. Introduction à, etc.
- La syphilis et le syphilitique. — Conséquences, etc.
- La syphilis et la famille.
- Evolution de la syphilis héréditaire.
- La syphilis héréditaire et les lésions pulmonaires.

Cavalcanti.

AVANT-PROPOS

Si nous rentrons dans des considérations intimes sur
l'évolution des peuples, depuis les âges les plus reculés,
si nous examinons les sociétés modernes, leurs besoins
toujours grandissants, ainsi que leur décadence pro-
gressive et rapide, si enfin nous étudions attentivement
l'histoire de la phthisie, et celle de la plupart des phthisiques, nous ne pourrons assigner à cette maladie d'autres causes (causes essentielles et primitives) que cette
même décadence, fille des passions déchaînées et résultat incontestable de l'inconduite de nos pères.

« La vie de l'homme, a dit Claude Bernard, n'est
qu'un échange continuel entre le cœur et le cerveau. » Or,
de cet échange naissent les passions qui ne tardent pas
à se développer. La passion est donc une chose inhé-
rente à la vie : tout est de savoir les gouverner et les
diriger vers un but convenable. On dirait que nous
avons en nous un de ces poisons qui, administrés à faible
dose, font réellement du bien, mais qui tuent lorsqu'on
en absorbe une trop grande quantité.

Les passions ne sont que le résultat de l'amour ac-
cepté dans le sens général du mot. Ce motif nous a dé-
cidé à prendre l'amour comme point de départ de notre
travail. Nous l'avons considéré dans toutes ses phases :
tantôt craintif, tantôt jaloux, tantôt contrarié et en état

d'éréthisme ; nous l'avons montré provoquant le libertinage sous toutes ses formes, excitant et favorisant la prostitution, et donnant enfin naissance à cette maladie redoutable dont le nom tire son origine du mot « Vénus ».

Ces causes ne sont pas les seules qui provoquent la phthisie ou y prédisposent, mais elles sont à coup sûr les plus puissantes, les plus néfastes, et celles qui atteignent avec le plus de certitude les générations futures.

Du reste, *l'amour, le libertinage et la syphilis* sont des causes spéciales, qui partent d'un seul principe, *l'amour*, et qui forment un groupe à part, pouvant à lui seul donner lieu à la plupart des causes de phthisie, comme la scrofule, le lymphatisme, enfin la misère physiologique, etc., etc.

L'objet de notre thèse sera donc une étude spéciale, d'autant plus importante, que cet objet n'a pas encore été traité d'une façon directe et absolue.

Nous croyons être le premier à faire cette étude ; aussi osons-nous espérer que nos maîtres nous accorderont toute leur indulgence, et ne verront dans notre travail qu'un ardent désir de faire du bien, et de montrer, par nos sincères efforts, que nous avons su profiter de leurs leçons.

DES PASSIONS

1. Jusqu'à présent, la plupart des auteurs, en se basant sur l'étymologie du mot passion (παθος), n'ont fait qu'obscurcir cette question, sans considérer que bien souvent les mots sont insuffisants à nous rendre la signification complète de nos idées.

C'est ainsi que plusieurs philosophes ont confondu passion avec émotion, quantité avec qualité, et n'ont fait qu'étendre l'extension du mot « passion », en donnant ce nom à une foule de travers d'esprit habituels.

En quoi donc consiste la passion, et quelle est la différence qui existe entre émotion et passion ?

C'est ce que je vais tâcher de démontrer, en partant des principes les plus élémentaires de la logique.

Supposons qu'un objet quelconque se présente à notre vue : l'image de celui-ci viendra s'y reproduire d'une façon toute mécanique. C'est là ce que les philosophes appellent la *préhension de l'objet.* Cette même image, transmise par les nerfs optiques au cerveau, donne lieu à un phénomène plus complexe : une espèce d'analyse comparative, qui n'est autre chose que la conception de l'objet. La réaction de ce travail nouveau se communiquant au cœur par le pneumogastrique, et agissant sur lui plus ou moins, selon la nature sensible de l'individu, donne lieu à l'émotion.

L'émotion donc peut se définir : « Une réaction passagère de la sensibilité, transmise du cerveau au cœur et de proche en proche à tout l'organisme. »

Mais, que cette émotion soit de nature à ébranler fortement l'activité cérébrale et, pour ainsi dire, à saturer l'élément nerveux de cet organe, et nous aurons là une série de phénomènes secondaires de reviviscence qui donneront lieu à de nouvelles sensations ; sensations qui, à leur tour, réagiront sur le cœur et sur l'organisme, pouvant ainsi se multiplier et vivre indéfiniment, tant que les cellules nerveuses conserveront le mouvement causé par la première impulsion, ou prendront de nouvelles forces dans la persistance des causes (1).

C'est par suite de ces phénomènes secondaires de reviviscence que la passion prend siége dans le cœur de l'homme et devient une cause permanente d'excitations nouvelles, qui nous expliquent très bien sa durabilité (2).

Déjà, Descartes avait considéré la passion comme des

(1) Cette hypothèse ferait disparaître la difficulté de chercher dans l'organe central le commencement et la fin d'une série de dégagements non rhythmiques et non continus (c'est-à-dire spontanés et sans cause physique). Dans ce cas les phénomènes matériels qui se passent dans l'organe central ne se distingueraient des simples phénomènes réflexes que par une extension plus grande, soit dans le temps, soit dans l'espace, localisée dans des nombreux organes dont l'excitation est unie à la manifestation d'idées... Or, comme on peut admettre que toutes les idées formant des séries non interrompues (des chaînes de pensées), dont le point de départ se rattache à une excitation nerveuse (sensation), et dont le point terminal est à son tour une idée unie à une excitation nerveuse (volonté), on n'aurait donc à chercher l'origine de toute excitation nerveuse volontaire que dans l'excitation d'un organe terminal nerveux périphérique. (Hermann, Phy., trad. française, p. 437.)

(2) Jouffroy, dans ses Mélanges philosophiques, p. 240, dit : « La sensation précède en nous la passion ; c'est elle qui la fait naître, bien qu'elle ne la produise pas. »

mouvements produits par les esprits vitaux émanés de
la glande pinéale (siége de l'âme selon lui), et qui ve-
naient diversement agiter toutes les parties du corps
humain. Or, cette diversité de sensations qui se propa-
gent par tout l'organisme ne peut s'expliquer que par
les phénomènes secondaires de reviviscence, par lesquels
une sensation peut amener celle d'une foule d'autres,
voisines ou analogues : une idée en appelle une autre ;
c'est ce qu'on appelle l'association des idées.

Selon Gall, la passion consiste dans l'excès de l'activité cérébrale, par suite d'une impulsion première que
nous avons déjà décrite sous le nom d'émotion.

Comme il a été dit au commencement de ce chapitre,
les philosophes ont créé une foule de passions, et plusieurs d'entre eux n'ont fait que rendre leur étude difficile et obscure. Je ne partage pas leur manière de
voir, et, basé sur l'opinion de quelques savants distin-
gués, je ramène toutes les passions à une cause principale, d'où elles dérivent ; et je crois simplifier la question
en disant que « toutes les passions décrites jusqu'à ce
jour ne sont que des effets de l'amour (1) ».

En effet, quand l'amour veut posséder l'objet aimé, il
prend le nom de *désir* ; la possession de ce même objet cause
de la joie ; quand l'amour fuit une chose qui lui est contraire, c'est la crainte qui apparaît ; quand enfin il subit
les atteintes de la crainte, voici la *tristesse* qui se révèle (2) !

Nous avons déjà : 1° le désir ; 2° l'espoir qui naît du

(1) Socrate a été un des premiers philosophes qui ramenaient tous les
actes humains à l'amour.

(2) Voyez saint Augustin. De civ. Dei, XVI.

désir ; 3° la cupidité qui dérive d'un désir immodéré ;
4° la joie, la crainte et la tristesse, qui sont l'effet de l'a-
mour.

Poursuivons : la haine est aussi un effet de l'amour ;
car on ne peut haïr que ce qui est opposé au bien convenable : l'objet aimé. Or, selon la bonne philosophie,
devant considérer dans les êtres ce qui leur convient
avant ce qui leur est contraire, nous dirons que l'amour
précède la haine, ou, ce qui revient au même, que l'a-
mour est la cause de la haine.

Par les mêmes principes, il est encore facile de prouver que la jalousie et le zèle sont des effets de l'amour,
puisque à eux deux ils ne font qu'un seul mouvement
qui porte le sujet à l'objet aimé (1). La même chose s'observe pour l'avarice, etc., etc.

Le vice est-il une passion dans le sens propre du
mot ? — Non ; car le vice est la perversion d'icelle. —
L'onanisme, par exemple, est un vice, parce qu'il est la
perversion d'un acte naturel dont la cause est l'amour.

Ainsi, je crois avoir amené la question sur son véritable terrain, et il me sera maintenant plus facile d'étudier, et l'amour considéré au point de vue d'un état
anormal lorsqu'il est porté à un haut degré d'éréthisme,
et certains effets de celui-ci comme la tristesse, le désespoir, les contrariétés et inquiétudes en général, effets
que je résumerai dans ces mots : « Contrariétés du
cœur. »

____

(1) Consultez saint Thomas. Des effets de l'amour.

PREMIÈRE PARTIE

DE L'AMOUR

ἦ Ἔρως, ἀνθρωπῶν θεῶντη τύραννός.

(LUCIEN.)

2. L'amour étant une passion si complexe, comme nous l'avons démontré plus haut, n'a pu être défini jusqu'à présent d'une façon satisfaisante.

« L'amour, disait Corneille, on ne sait ce que c'est ; la cause, c'est un je ne sais quoi, et les effets en sont effroyables. »

Rousseau conçoit l'amour dans un concert de l'âme, de l'esprit et des sens, concert qui exalte jusqu'au délire toutes les facultés humaines.

Marc-Aurèle définit l'amour « une petite convulsion ».

« Connaissez-vous, dit Bernis, ce feu qui prend toutes les formes que le souffle lui donne, qui s'irrite, qui s'affaiblit selon que l'impression de l'air est plus vive ou plus modérée ? Il se sépare, il se réunit, il s'abaisse, il s'élève ; mais le souffle puissant qui le conduit ne l'agite que pour l'animer et jamais pour l'éteindre : l'amour est ce souffle, et nos âmes sont ce feu. »

D'après toutes ces definitions, La Rochefoucauld avait

bien raison de dire que l'amour était très difficile à définir, et ce n'est qu'après cette remarque qu'il a cru
pouvoir donner, lui aussi, une définition, mais une définition mauvaise.

Nous tâcherons également de donner notre définition;
mais avant tout, pour être logique, nous diviserons
l'amour en *amour métaphysique* et *amour physique*.

L'*amour métaphysique* est l'amour du bon, du beau et
du vrai.

L'*amour physique* est une tendance impérieuse qui entraîne les deux sexes l'un vers l'autre, dans le but de la
procréation.

L'amour métaphysique, ou amour intellectif, tout en
pouvant vivre dans l'abstraction, ne fait pas une entité
diverse d'avec l'amour physique; mais il veille sur
celui-ci et le dirige dans un but raisonnable.

Nous ne parlerons, dans le cours de ce travail, que
de l'amour physique, laissant aux philosophes et aux
théologiens les ennuyeux chapitres d'onthologie.

Les Grecs donnaient à l'amour un nom qui signifie
vision; parce que, nous dit Platon, c'est par les yeux
que l'amour entre et se communique. — Lorsque cette
passion s'empare de notre cœur, le premier sentiment
qui se réveille en nous, c'est le désir ardent de posséder l'objet aimé: l'espoir vient après, et puis, la
crainte.

L'espoir est accompagné d'émotions gaies; la crainte,
au contraire, nous environne de pressentiments tristes
et lugubres. C'est cette alternative d'impressions violentes et diverses qui fait que l'amour doit être considéré comme un état anormal, une véritable affection qui

Cavalcanti.   3

agit à la longue en débilitant le système nerveux et vaso-
moteur.

Stendhal l'avait aussi envisagé, lorsqu'il écrivait :
« L'amour, en tant que passion dans le sens commun
du mot, saisit l'homme tout entier. Il compénètre toutes
les facultés de son âme et met en émoi tous les sens de
son corps. »

Nous savons, en outre, par la physiologie, qu'une
douleur peut exercer une si grande influence sur le
cœur, qu'il en résulte un arrêt d'autant plus long qu'elle-
même a été plus forte. Or, que se passe-t-il du côté de
cet organe, dans le véritable cahos d'impressions vives
et variées qui résultent de l'amour à l'état d'éréthisme ?...

Ces émotions, plus ou moins fréquentes, n'étant pas
assez vives pour déterminer l'arrêt de l'organe cardiaque, le sont encore assez pour produire en lui un ra-
lentissement assez marqué, avec un refroidissement
périphérique et paresse de l'organe respiratoire dont la
résultante sera un affaiblissement général. La variété
de ces mêmes émotions, qui fait que l'individu soit ou
exalté jusqu'au délire, ou affaissé jusqu'à l'anéantissement, produit dans le cœur de véritables surprises pénibles, et, par suite, des troubles plus ou moins graves,
caractérisés soit par la violence de ses battements, soit
par leur grande faiblesse ; ces troubles le fatiguent,
l'épuisent, et dérangent, par contre-coup, les importantes fonctions de l'hématose.

En outre, l'activité cérébrale, excitée violemment par
ce branle-bas d'impressions, augmente et consume davantage ; tout le système nerveux est mis en action et

réclame une plus grande quantité de matériaux albu-
minoïdes. D'autre part, l'organisme, s'appauvrissant
chaque jour, finit par refuser à celui-ci les aliments nécessaires à la réparation des pertes, et alors il commen-
cera à dépenser sa propre substance et finira, pour
s'émousser et tomber, daus une paresse fatale et très
tenace à disparaître.

Du reste, écoutons Frank qui, mieux que nous, dé-
crira les effets de cette passion en état d'éréthisme.
— « Les signes d'un amour effréné, dit-il, sont au physique : la pâleur, la maigreur, des yeux caves enfoncés
sous les sourcils, et habituellement fixes ou hagards ;
un pouls qui, pendant l'absence de l'objet aimé, est
inégal, petit, faible, mais qui devient fort et tumultueux
à la vue, à la voix, au souvenir même de cet objet ; un
mouvement désordonné du cœur, avec tendance aux
diverses hémorrhagies, ou bien à une angoisse permanente à la région épigastrique, une vapeur brûlante
qui part souvent de ce point pour se répandre dans tous
les membres ; enfin, une petite fièvre décrite par Lorry,
sous le nom de fièvre érotique, accompagnée d'anorexie, insomnies et soubresauts nerveux. Au moral, on
observe une grande mobilité dans le caractère, un goût
prononcé pour la solitude et la rêverie, une insouciance
profonde pour tout ce qui tient à la conservation du
corps, la négligence des affaires les plus importantes,
l'extinction du respect envers les parents, ou des devoirs

(1) Schiff a récemment démontré que le nerf qui fonctionne, consu-
mant davantage, il se produit un dégagement de chaleur qui s'effectue
jusque dans les centres nerveux, sous l'influence de la peur, de l'excitation du sens et de toute autre cause qui produit l'activité cérébrale.

envers les enfants ; enfin, une perversion évidente du jugement qui reste sourd aux conseils et à l'amitié, pour obéir à l'objet de la passion. » Tous ces signes, nous les trouverons décrits par les anciens dans leurs ouvrages. Je cite entre autres : Théocrite, Anacréon, Plaute, Virgile, Catulle, Tibulle et Ovide, qui s'est immortalisé dans son *livre de l'amour*.

On voit donc, par ce que vient de nous dire Franck, que l'amour exalté, non seulement agit sur le physique, mais aussi sur le moral. Il en résulte un état d'abattement, de prostration et d'inertie, auquel si l'on ajoute la perte d'appétit, les insomnies, et quelques autres troubles nerveux consécutifs, on arrivera sûrement à des conséquences très graves surtout si son est en présence de constitutions faibles, vicieuses, et de santés délicates.

L'amour est une passion qui malheureusement se complait dans le mystère et dans la solitude. Certaines jeunes filles, qui ne trouvent pas dans leurs parents des amis assez charitables et indulgents pour recevoir les secrets de leur cœur , sont obligées d'accumuler leurs impressions, et de combattre les émotions qui en résultent aux dépens de leur santé. J'ai parlé à dessein des jeunes filles, parce que c'est surtout parmi elles que cette passion creuse des plaies profondes et plus difficiles à guérir. (1) On comprendra cela aisément, si l'on veut bien jeter un coup d'œil rapide sur leur manière

(1) « Azaïs dit que les femmes se distinguent des hommes par la sensibilité ; elles sont susceptibles, ajoute l'auteur, d'être affectées plus vivement et plus fréquemment par tout ce qui peut émouvoir les sentiments tendres. »

de vivre et sur les conséquences qui en dérivent presque fatalement. En effet, ces jeunes femmes, le plus souvent enfermées dans leurs maisons,. sont la plupart du temps privées des distractions extérieures : leur vie est monotone, leurs occupations paisibles et sédentaires; plusieurs d'entre elles passent leur temps dans une oisiveté honteuse, ou l'emploient à la lecture de romans à grande sensation, ou d'autres livres plus ou moins condamnables. Dès lors, qu'on ne s'étonne pas si leur constitution est généralement plus faible, leur système nerveux plus impressionnable, leur imagination plus ardente et plus vive, leur cœur plus inflammable, et leur amour plus difficile à guérir.

Chez l'homme, l'amour a moins de prise que chez la femme, et cela par la diversité même de ses occupations, et par la facilité qu'il a de se livrer à tous les plaisirs (1).

Cependant il ne faut pas être absolu, et nous devons rendre justice aux divers tempéraments qui à coup sûr jouent un grand rôle dans les diverses façons de sentir.

J'ai connu un jeune homme d'un tempéramment très nerveux, qui, follement épris d'une jeune fille, ne pouvait la voir sans éprouver des commotions assez fortes pour lui enlever la parole, et « bien souvent, m'a-t-il dit, j'ai été obligé de m'appuyer quelque part, craignant de m'évanouir ! » — Aujourd'hui, il vit heureux à Marseille, où il a épousé l'objet de son amour, après

______

(1) La plupart des observateurs, dit Descuret, ont soutenu que l'amour est d'autant plus violent, qu'il est réservé et chaste, car ce dernier amour, quoique privé de la possession de l'objet aimé, est pourtant animé d'un désir ardent de posséder ce même objet.

quelques mois de cruelles incertitudes, rapidement ou-
bliées dans les bras d'une femme aimante et vertueuse.

Nous avons étudié jusqu'ici l'*amour-passion*, dans le
désir ardent qu'on a de posséder l'objet aimé : il est temps
d'arriver maintenant à cet état grave qui résulte de la
contrariété de ce désir.

« L'amour contrarié, dit le D' Descuret, ne tarde pas
à porter le trouble dans tout l'organisme : un frisson désagréable parcourt incessamment tout le corps ; le pouls
est petit et irrégulier, la respiration suspirieuse, les digestions difficiles; un poids permanent oppresse la région précordiale. La tristesse est habituellement empreinte sur le visage ; le teint se décolore : l'œil, ce
miroir de l'âme, est fixe, terne et languissant (1). Dominé par une pensée exclusive, l'amant malheureux semble privé d'intelligence ; ses sens même lui deviennent
pour ainsi dire inutiles ; sa voix est faible et plaintive.
Bientôt ses membres brisés deviennent incapables de
supporter la moindre fatigue ; il n'aime que l'inaction,
ne se complaît que dans la solitude. Pour lui, les aliments
n'ont plus de saveur, le sommeil a fui, ou, quand il vient
rarement à fermer sa paupière, c'est pour le tourmen-
ter par les songes les plus déchirants. En même temps,
une fièvre symptomatique, du trouble des principales fonctions, consume lentement cet infortuné, le réduit au

(1) Sennert dit que la tristesse prolongée, par rapport aux stagnations
de sang qu'elle détermine dans les poumons, est une des affections morales qui déterminent de plus la phthisie. Et Tissot (Traité des nerfs et de
leurs maladies) cite le fait d'une femme que la mort de sa fille jeta
dans une fièvre lente, qui la conduisit à la phthisie et à la mort. S'il en
est ainsi, que dire des effets du désespoir, qui est le dernier degré de la
tristesse ?

dernier degré de marasme, et termine ses tourments
v ec son existence. »

Ajoutez à ce tableau les complications presque fatales
de la jalousie, farouche et sombre, et de la haine ron-
geante, suite de quelque rivalité réelle ou apparente, et
nous aurons là toute une escorte de troubles qui peuvent
sans contredit amener des suites fâcheuses, en commen-
çant, selon l'aptitude ou le tempéramment, soit par une
mort subite, comme on a vu des exemples, soit par la
folie, le suicide, la consomption lente et la phthisie pulmonaire.

A tout âge, l'amour peut envahir le cœur de l'homme,
y fixer son siège, et soulever des tempêtes ; mais c'est
surtout à partir de dix-huit ans qu'il présente le plus
d'ardeur, le plus d'enthousiasme, le plus de force !

Cet état de choses coïncide précisément avec le plein
travail de développement des organes génitaux et du
système artériel, et comme l'a très bien dit le professeur
Baumès, la poitrine étant le siège le plus riche et le plus
actif de ce système, il n'est pas étonnant que ce soit là le
point principal des diverses phlegmasies (1).

En outre Jæger nous fait comprendre que s'il y a à

(1) La surface totale de l'ensemble des alvéoles pulmonaires équivalant à 200 mètres carrés, et, l'étendue occupée par les capillaires sur une
surface donnée de ces alvéoles équivalant au 3/4, et les intervalles qu'ils
laissent entre eux seulement à 1/4 de la surface, il en résulte que les capillaires forment une nappe de 150 mètres carrés. Cette nappe est très
mince et n'a guère que l'épaisseur d'un globule sanguin : il n'en résulte
pas moins qu'elle représente un volume de sang à peu près égale à deux
litres. On a de plus calculé qu'en 24 heures, il y passe au moins 20,000
itres de sang : cette nappe de sang se renouvelle donc sans cesse. (Küss
et Duval. Physiol., p. 349.)

cet âge une faiblesse radicale des forces vitales avec arrêt de développement de la poitrine et des artères, faiblesse qui peut être acquise par des excès de toute nature, ou par voie héréditaire, il est évident que le poumon peut devenir le siège de diverses manifestations diathésiques, entre autres, de la diathèse tuberculeuse, car il sera pour lors dans l'impuissance de résister aux premiers assauts qui lui seront livrés à cet âge.

OBSERVATION PREMIÈRE.

Amour contrarié terminé par la phthisie pulmonaire(1).

Mlle Eugénie de B... avait conçu dès l'âge de dix-sept ans un sentiment fort tendre pour le jeune Alfred M... dont elle était aimée, et qu'une grande fortune, jointe à des talents et à des qualités personnelles très remarquables, faisait accueillir dans le monde avec distinction.

Alfred appartenait à la bonne bourgeoisie, Eugénie à la noblesse, et il était sans exemple que dans sa famille on eût dérogé à la naissance pour former une alliance, quelque avantageuse qu'elle fût.

M. de B..., père d'Eugénie, homme d'un esprit médiocre, et déjà avancé en âge, avait là-dessus des idées fort arrêtées.

Celles qu'il s'était formées en politique ne l'étaient pas moins, et se trouvaient en opposition avec celles qu'Alfred annonçait franchement dans ses discours. Toutefois cette divergence d'opinions n'empêchait pas que le

1) Observation empruntée à l'ouvrage des Passions, du Dr Descuret.

jeune homme fût bien accueilli chez M. de B..., qui en
cela suivait l'exemple de la société qu'il fréquentait.

Son imprévoyance s'appuyant sur ses préjugés nobi-
liaires, il ne songeait même pas qu'il pût y avoir de l'in-
convénient pour Eugénie dans la vue du jeune prolé-
taire; car, selon lui, une fille noble ne devait, ne pouvait s'attacher qu'à son égal, et tous les hommages qui
lui arrivaient de plus bas étaient sans danger pour son
repos! Mais pendant que M. de B... s'abandonnait à
un aveuglement si déplorable, Eugénie et Alfred, tout
en conservant une grande chasteté dans leur amour,
ne s'en étaient pas moins promis d'être à jamais l'un à
l'autre.

Plus expérimenté que son amie, le jeune M..., pré-
voyant une partie des difficultés qu'il aurait à vaincre
pour l'obtenir, avait exigé d'elle un silence absolu sur
leur liaison; il s'était en même temps ménagé des
moyens de correspondance dans le cas où la maison de
M. de B... lui serait interdite. Usant par avance de ces
moyens, les deux amants s'écrivaient chaque jour des
lettres brûlantes d'amour, et qui portaient au plus haut
degré leur exaltation.

Eugénie, dans la candeur de son âme, trouvait qu'une
telle situation était déjà le bonheur, et s'y abandonnait
avec ivresse. Mais ce bonheur même renfermait pour
elle une agitation permanente qui minait sourdement sa
constitution naturellement faible.

Sa peau sèche, sa respiration suspirieuse, ses joues
alternativement pâles, ou fortement colorées annonçaient
que chez elle le sang se portait avec trop de violence vers
le cœur; et un œil exercé eût facilement reconnu dans

cette jeune fille une affection de poitrine à son début.

Cependant Alfred, pressé d'obtenir le consentement de M. de B..., s'était depuis quelque temps abstenu de manifester devant lui les opinions qui avaient pu lui déplaire et, sans s'abaisser à une feinte coupable, il ne négligeait rien pour captiver son estime ainsi que son affection. Il crut y avoir réussi : et s'appuyant d'ailleurs sur les avantages de fortune qu'il pouvait offrir, il n'hésita plus à faire demander la main de celle qu'il aimait,

Ce fut alors seulement que les yeux de l'imprudent vieillard se dessillèrent. Un coup de foudre l'eût moins frappé que l'aveu qu'on lui fit de l'amour de sa fille pour le jeune audacieux qui osait aspirer à son alliance.... Appelée devant lui, Eugénie, loin de nier cet amour, déclara qu'Alfred M... était le seul homme qu'elle voulût accepter pour époux ; et, puisant dans ses sentiments l'énergie dont elle avait besoin pour contrarier la volonté d'un père qu'elle chérissait, elle osa le supplier de ne pas la réduire au désespoir en s'opposant à une union dont elle attendait tout son bonheur.

Mais M. de B... fut insensible à ses prières, comme à ses larmes ; et, après lui avoir formellement déclaré qu'elle n'obtiendrait jamais son consentement, il l'éloigna d'Alfred, et l'entoura d'une surveillance si rigoureuse, qu'elle fut souvent dans l'impossibilité de se livrer à sa correspondance secrète, qui n'avait pas encore été interrompue.

Observée nuit et jour par deux femmes qui ne la quittaient pas, l'infortunée se priva presque entièrement de sommeil pendant six mois, pour épier l'instant d'écrire

un mot à celui que tant de persécutions lui rendaient
encore plus cher.

On conçoit qu'un pareil effort sur elle-même, joint
au chagrin qui la dévorait, acheva de développer l'affreuse maladie dont les premiers symptômes s'étaient
déjà manifestés. Une toux sèche et fréquente, la respiration difficile, la peau brûlante, le pouls accéléré, les
pommettes constamment d'un rouge vif et plaqué, les
yeux cernés, et l'amaigrissement de toute sa personne,
annonçaient évidemment qu'elle était, sinon sans espoir,
du moins arrivée au second degré de la phthisie pulmonaire.

Son état frappa enfin son père, dont, au fond, elle
était tendrement aimée. Il fit appeler auprès d'elle un
praticien habile, qui, ayant aisément reconnu la maladie, ne tarda pas à en découvrir les causes, et indiqua,
comme seule chance de guérison, le mariage de la jeune
fille avec celui qu'elle aimait.

M. de B... se révolta d'abord contre un tel moyen;
mais son amour de père, parlant en ce moment plus
haut encore que l'orgueil de la naissance, il entra chez
sa fille dans un état voisin du désespoir, et lui dit :

« — Tu aimes donc assez ce misérable pour en mourir
si je ne te le donne pas? eh bien ! épouse-le, j'y consens.
Ma vieillesse sera flétrie; je descendrai au tombeau avec
une tache au front, la seule qu'aura reçue notre famille ..
Je sens que j'en mourrai; mais du moins je t'aurai sau-
vée, et, après tout, je ne te sacrifierai que bien peu
d'années d'une existence empoisonnée par ton funeste
amour.

« — Assez ! mon père, assez! s'écrie la malheureuse

Eugénie, en joignant sur sa poitrine ses mains déchar-
nées et brûlantes, assez! je vous en supplie! Croyez-
vous donc que je veuille d'un bonheur acheté au prix
de la vie de mon père?... Non! non! reprenez votre
consentement, je n'en userai pas, je vous l'atteste. A
dater de cet instant, je vous promets même de sacrifier
le seul plaisir que je goûtais en ce monde, ma correspondance avec celui que j'aime. Ah! croyez-en votre
pauvre fille, quoi qu'il puisse lui en coûter, elle fera tout
pour effacer de votre souvenir le chagrin involontaire
qu'elle vous a causé. »

A ces mots, M. de B... prend sa fille dans ses bras, la
remercie avec effusion de son noble sacrifice et s'arrache
ensuite d'auprès d'elle, pour aller rendre compte au
médecin de la nouvelle résolution de la malade.

« — Elle s'abuse, et vous aussi, Monsieur, lui répond
l'homme de l'art, l'amour n'est point une de ces passions si faciles à dominer, que vous semblez le croire ;
il faut du temps et une grande force morale pour le
vaincre : or, cette force morale ne peut s'acquérir
qu'avec un certain degré de forces physiques, qu'avec
la santé, et mademoiselle votre fille est dans une condi-
tion qui laisse trop peu de ressort à l'âme pour espérer
qu'elle puisse guérir de la cause de sa maladie.

« — Il est du moins permis d'en essayer, » interrompt
brusquement M. de B..., que les paroles du docteur
n'ont nullement satisfait; et, retournant auprès d'Eugénie, il se montre si heureux de sa résolution, il l'y
encourage par des caresses, par des prévenances si em-
pressées, que la généreuse fille, loin de chercher à

détruire son illusion, feint devant lui un calme et un enjouement qui achèvent de la compléter.

Naturellement pieuse, Eugénie trouva dans ses sentiments religieux la force d'accomplir la promesse faite à son père. Elle n'écrivait plus à Alfred; mais, peu de mois après, on vit ce dernier pleurant sur une tombe : c'était celle de son amie!!!.....

OBSERVATION II.

Amour contrarié, suivi d'affaiblissement général considérable et d'hémoptysie répétée.

Mademoiselle X..., d'une nature très nerveuse et exaltée, devint, à l'âge de 16 ans, amoureuse d'un jeune étranger, qui, lui aussi, semblait l'aimer tendrement.

Les parents de ce jeune homme, ayant pris connaissance de l'amour qu'il professait pour la jeune demoiselle, et n'étant pas partisans de cette union, brisèrent leurs relations, en le rappelant chez eux.

Dès lors, une mélancolie noire mina continuellement la santé de la pauvre jeune fille : elle devint d'une maigreur extrême, perdit l'appétit et le sommeil, et se laissa aller aux prises d'une imagination excessive, qui ne savait lui reproduire que tableaux lugubres et sombres rêveries.

Son père, alarmé à juste titre de cet état de choses, se décida à la marier bon gré, mal gré avec un jeune négociant, dans l'espérance que le mariage apporterait remède à tous ses maux.

Il n'en fut rien : peu de temps après les noces, la mariée fut prise d'une forte hémoptysie, qui

obligea son époux à la faire voyager pendant quelque
temps, dans l'espoir d'une rapide guérison.

M. R..., le mari de la dame en question, avait suc-
combé, deux ans après son mariage, à la suite d'une
fièvre maligne. Sa femme, très jeune encore, et se trouvant dégagée de tout lien, se tourna avec plus d'ardeur
vers l'objet de son premier amour; mais il était trop
tard : le jeune étranger semblait l'avoir oubliée, et ne
se souciait guère de devenir le mari d'une veuve.

Forcée d'abandonner tout espoir, la pauvre jeune
veuve vit son état empirer, et, au milieu des troubles
et des hallucinations d'une imagination maladive, qui
secouaient fortement sa santé déjà affaiblie, une seconde
hémoptysie se déclara. Aujourd'hui que ses parents ont
quitté leur pays pour aller chercher sous un autre ciel
quelque soulagement et peut-être l'oubli, je sais que la
jeune veuve, quoique plus calme, continue encore, de
temps en temps, à cracher un peu de sang.

J'ai eu le soin de prendre des informations sur ses
antécédents : rien n'a révélé une prédisposition héréditaire à la phthisie pulmonaire.. . . . .

Je pourrais rapporter encore trois autres observations, pleines d'intérêt, d'un amour contrarié, et se ter-
minant toujours par la phthisie pulmonaire; mais ces
faits s'étant passés à Montpellier au sein de quelques
familles honorables, et étant eux-mêmes très connus de
la généralité des habitants de cette ville, doivent rester
enfouis dans le cœur de ceux qui, par des préjugés de
noblesse, ou par questions d'argent, ont été la cause de
la mort prématurée de leurs enfants.

Il est vrai que l'un d'entre eux, s'étant aperçu à la fin
que sa fille devenait triste et morose, ne mangeait plus,
perdait ses fraîches couleurs, et passait une partie de
la nuit agitée par la toux et de cruelles insomnies, se
détermina enfin à lui accorder la main de celui qu'elle
aimait d'un amour si profond, et pour qui elle se sacri-
fiait avec tant de courage.

Hélas! il était trop tard : la phthisie pulmonaire avait
fait son chemin, et tous les efforts de l'art durent
échouer, impuissants devant cette terrible maladie.
Une victime de plus alla rejoindre tant d'autres victimes immolées à cette passion si redoutable. Que ces
exemples puissent être salutaires, et convaincre bon
nombre de parents.

> « Principiis obsta ; sero medicina paratur,
> « Quum valdo per longas invalüere moras. »

4. Il y a une sorte d'amour non moins funeste, et
non moins à craindre que l'amour contrarié : je veux
parler de cet amour qui, n'osant se manifester, se con-
centre dans le cœur de celui qui en est atteint, et le
dévore sourdement sans qu'on puisse tenter aucun
moyen de guérison contre un mal dont on ignore la
cause.

Ces pauvres malheureux deviennent taciturnes, mélancoliques et sombres ; partout ils cherchent la solitude
afin de mieux se livrer à leur tristes pensées ; ils pleu-
rent souvent et pour la moindre des choses ; leur caractère devient susceptible et irritable ; l'appétit et le
sommeil disparaissent, et on les voit maigrir de jour en
jour, et tomber finalement dans le marasme. Une toux
quinteuse et sèche sort de leur poitrine, leur voix de-

vient faible et voilée : c'est que la phthisie pulmonaire
est venu compliquer et augmenter leurs souffrances.
Avant peu, vous les verrez, semblables à une fleur dont
la racine a été piquée par un insecte, pâlir et incliner
leur front cadavérique vers cette terre qui bientôt les
recevra dans son sein.

OBSERVATION III.

Amour concentré qui se termine par la phthisie pulmonaire.

Mlle Rosalie X..., née de parents très honorables du
département de l'Aveyron, habitait dès son enfance la
ville de Montpellier où elle avait achevé son éducation.

Mme X..., femme très rigide et d'une dévotion exagérée, surveillait de près toutes les actions de sa fille,
et ne la laissait jamais sortir, sinon en compagnie de
personnes de confiance et d'une vertu éprouvée.

Quoique d'une assez bonne constitution, Rosalie X...
était d'un tempérament lymphatico-nerveux assez prononcé, et avait une imagination très ardente.

Possédant tous les attraits nécessaires pour plaire,
elle attira l'attention d'un jeune homme de la ville qui,
à force d'assiduité, arriva à pénétrer dans son cœur.

Malgré la vigilance de ses parents, une lettre lui fut
glissée entre les mains, et le jeune amoureux, auteur
de cette épître, ne tarda pas à recevoir une réponse
conforme à ses désirs.

Une correspondance assidue et passionnée avivait
chaque jour la flamme toujours envahissante qui dévorait déjà cette pauvre jeune fille aimant pour la pre-

mière fois, à un âge où l'amour est si facile à éclore et auquel l'imagination jeune et fougueuse d'un cœur de 19 ans ne peut qu'alimenter cette impérieuse et despote passion.

Un auteur, dont le nom m'échappe, a écrit : « Je ne sais pas si le premier amour est le plus ardent; mais il est le plus grand à coup sûr et le plus profond. »

Mais revenons à notre jeune fille, et voyons où elle en était de sa passion pour le jeune Montpellierain. — Écoutons plutôt une de ses amies intimes, dame très attachée à ses parents : « Un jour, me dit-elle, je me suis aperçu que Rosalie devenait triste et rêveuse; son visage, autrefois frais et épanoui, prend à présent une teinte pâle; le matin, ses yeux sont entourés d'un cercle noirâtre; d'autres fois, la rougeur de ses paupières me fait deviner qu'elle a versé des larmes.

« Elle maigrit chaque jour, se plaint d'une extrême lassitude; enfin sa respiration devient haletante. Je n'ai voulu lui rien dire; mais il me semblait que l'amour ne devait pas être étranger à tous ces maux inexplicables.

« Un soir, nous sortîmes ensemble, et nous nous dirigeâmes vers la promenade de....., où habituellement nous nous rencontrions pour y écouter la musique. Tout en causant avec elle mes yeux ne perdaient un seul des mouvements de ma jeune amie : son agitation se manifestait à mesure que nous nous approchions de notre but, et son regard semblait occupé à parcourir la foule comme s'il y eût cherché quelqu'un.

« Tout à coup je la vis chanceler; son bras serra fortement le mien, et j'entendis presque les battements

Cavalcanti.5

tumultueux de son cœur... J'avais compris : un jeune homme passait à côté de nous; son regard tendre et passionné était fixé sur ma compagne.

« Je lui fis quelques questions : elle rougit, balbutia quelques mots d'une voix éteinte, et m'invita à rentrer en disant qu'elle se sentait indisposée. A peine arrivée dans sa chambre, elle se jeta sur une causeuse, rendit tout son souper et versa d'abondantes larmes.

« — C'est bien singulier, mon enfant, lui dis-je : depuis longtemps je te vois un air bouleversé; tu n'es plus la même... ton cœur serait-il pris?... Avoue tout franchement; peut-être qu'en parlant à ta mère, je pourrai apporter quelque soulagement à tes peines.

« — Non! non!... tu te trompes;... je n'aime personne : c'est de la faiblesse... Je ne sais ce que j'ai.

« C'était tout : on ne pouvait tirer d'elle un mot de plus.

« Cet état de choses continuait déjà depuis longtemps, et ses parents, ignorant la véritable cause de son mal, se désolaient, dans l'impuissance d'apporter un remède aux souffrances de leur enfant. Quant à moi, craignant de causer quelque tort à Rosalie, j'ai cru devoir me taire. Hélas! je me repens amèrement aujourd'hui de mon silence, car, peu de temps après, nous pleurions celle qui n'était plus.

« Tourmentée par une toux opiniâtre et extrêmement faible, elle avait été obligée depuis quelque temps de garder le lit par ordre du médecin. Ce docteur appela le père et lui déclara que sa fille étant au dernier degré de la phthisie pulmonaire, il fallait s'habituer dès ce moment à la pensée de sa mort qui pouvait arriver d'un moment à l'autre. En effet, quinze jours plus tard, la pauvre Rosalie X... emportait dans la tombe le fatal secret qui lui avait ravi son existence. »

C'est ainsi donc qu'on peut mourir, à la fleur de l'âge, sous l'influence de cette passion étrange, qui ressemble fort, à son origine, à ce sommeil si doux qui s'empare du voyageur perdu dans les glaces et qui n'est que le prélude d'une mort certaine!

Vous verrez parfois des jeunes filles, habituellement gaies, devenir tout à coup mélancoliques et pensives, perdre l'appétit et le sommeil, fuir la société et les distractions, verser des larmes à la moindre observation... Il faut sans retard les observer avec soin, les surveiller adroitement : on arrivera sans peine à reconnaître que l'amour n'est pas étranger à tous ces troubles.

Voici comment s'exprimait une jeune fille naïve et dévote, écrivant à son amant : « Depuis que je vous « connais, disait-elle, je ne suis plus la même. Tout « a disparu de moi : gaieté, appétit... plus rien me fait « plaisir, quand je ne vous vois pas. Ma mère m'a déjà « demandé si je souffrais, et veut me conduire chez le « docteur... Oui, je souffre, je souffre trop... hier j'ai « pleuré toute la journée, etc., etc. »

On voit par ces quelques mots que, bien souvent, ce que des parents inexpérimentés regardent comme une affection purement physique, n'est autre chose que la manifestation de souffrances morales, d'amours violents et concentrés!...

5. Pour être complet, il me faut dire quelques mots de

l'amour jaloux et des troubles qu'il occasionne dans l'organisme.

La jalousie est un effet de l'amour, qui ne veut pas de partage dans l'affection. D'après Chrysippe, c'est une affection qui naît de la crainte de voir devenir commune une chose qu'on regarde comme personnelle, et qu'on aime assez pour craindre qu'un autre ne jouisse aussi de son amour.

Pour le D' Vitet (médecine expectante), « la jalousie est une disposition à vouloir posséder seul, accompagnée d'inquiétude et d'aversion plus ou moins violente, contre ceux qu'on soupçonne prétendre aux mêmes possessions, avec efforts continuels pour les empêcher d'y parvenir. »

Voici les signes caractéristiques d'un amoureux jaloux : il est triste et taciturne, son front est pâle, son regard morne, ses sourcils froncés. Le cœur toujours agité par la crainte, par la haine et par la colère, refoule continuellement le sang vers les gros vaisseaux et finit par les dilater. De là l'origine de ces oppressions pénibles : *ces malades du cœur* étouffent ; leur respiration est irrégulière et entrecoupée par de longs soupirs, et pour peu que cet état se prolonge, des hémorrhagies peuvent survenir, hémorrhagies parfois mortelles !

D'autre part, le foie, sans cesse congestionné, sécrète une plus grande quantité de bile, et finit par s'hypertrophier. Les digestions dès lors se font mal, la peau prend une couleur verdâtre, et on voit ses *amants jaloux* maigrir tous les jours sous l'influence d'une fièvre symptomatique de l'irritation des viscères. Les stases sanguines du côté du cerveau donnent lieu à des pensées

tristes et tumultueuses, à des insomnies désagréable
et tenaces, qui achèvent de miner leurs forces, et qui
finissent par les conduire à la mélancolie consomptive,
à l'hypochondrie et à la mort (1).

Selon le Dr Bourgeois, « l'amour jaloux a pour effet
immédiat d'occasionner la dyspepsie : l'appétit se perd ;
les digestions deviennent laborieuses ; l'estomac est le
siège de douleurs vives, brûlantes ou crampoïdes ; il
survient des renvois, des nausées, des pituites. La nutrition languit par suite de l'insuffisance d'alimentation.
De cet état aux affections les plus graves, il n'y a qu'un
pas. Et si la cause de tristesse continue, on voit naître,
selon les prédispositions innées ou acquises, la chlorose,
la fièvre nerveuse ou hectique, la phthisie pulmonaire » (2).

La haine et la colère s'identifient avec la jalousie : la
première donne lieu à des pensées de désespoir, de sombre tristesse et de préméditation de vengeance ; la seconde rend l'homme furieux, insociable et bien souvent
criminel. Or la colère, dit Suinert, « lorsque elle est
souvent réitérée, conduit à l'hectisie ».

Zimmerman cite une femme qui avait une toux très
forte dès qu'elle était contredite. Et le professeur Baumetz, au sujet de cette tristesse, s'exprime ainsi : « La
tristesse, par rapport aux stagnations de sang qu'elle
détermine dans les poumons, est une des affections
morales qui déterminent de plus la phthisie » (3).

« Rien n'est plus pénible, dit Bourgeois, que la

(1) Voyez Descuret. Médecine des Passions.
(2) Bourgeois. Les Passions, p. 41.
(3) Baumetz. Sur la phthisie pulmonaire, vol. I.

crainte d'être délaissé par la personne aimée. Composée
des plus vives passions, d'amour, de colère, de tristesse, d'orgueil, la jalousie en a toutes les peines, et en
subit toutes les conséquences. Elle bouleverse l'âme
par une anxiété continuelle, par des violents chagrins,
par des cruelles angoisses. Tour à tour tyran ou esclave,
le jaloux menace, injurie, maltraite; puis, il se redn,e
il s'humilie, pour redevenir peu après aussi furieux,
aussi injuste qu'auparavant » (1).

L'amour jaloux est donc une passion très à craindre
et très difficile à guérir, d'autant plus que presque tous
ses effets sont tristes et violents.

Ou pensif, ou agité, l'homme jaloux devient la victime d'émotions fortes et en même temps disparates,
qui secouent tout l'organisme d'une façon surprenante
et fâcheuse.

On conçoit dès lors, que le travail nerveux étant considérable, les pertes le seront de même; et comme la nu-
rition ne peut contrebalancer la dépense, par la simple
raison qu'elle participe aux autres troubles de l'organisme, il s'ensuit une déchéance vitale qui peut très
bien amener le marasme et. puis, la phthisie pulmó-
naire, surtout s'il y a déjà une prédisposition innée ou
acquise par des excès.

M. le Dʳ A. Latour rapporte dans l'Union médicale de
1859 (janvier) l'observation suivante :

« Mme X..., âgée de 25 ans, saine et bien portante,
se marie à un homme de l'art, qui, par sa profession,

____

(1) Bourgeois. Loc. cit., p. 40.

reçoit tous les jours dans son cabinet un assez grand nombre de dames.

« La jalousie, une jalousie implacable, s'empare de son esprit. Elle en perd le boire et le manger. Elle s'affaiblit, s'alite; une petite fièvre survient.

« Six semaines après, moins de trois mois à dater du début de l'affection morale, elle meurt hectique. »

— Jusqu'ici nous avons envisagé les *contrariétés de cœur* agissant sur les personnes saines; et dans toutes nos observations, il ne s'agissait que de la classe aisée, qui peut jouir de toutes les commodités de la vie et qui ne manque ni de médecins capables ni de soins empressés.

Je démontrerait bientôt que l'amour en état d'éréthisme suffit à lui seul pour fondre toutes les périodes de la phthisie pulmonaire et accélérer la marche de cette maladie, si par hasard il vient à s'emparer de l'esprit de ces malheureux dont les poumons ont déjà donné signe de faiblesse.

En effet, d'après tout ce que nous avons dit plus haut sur les stases sanguines que procurent la tristesse, la jalousie et les autres effets contraires de l'amour, il est facile de concevoir que si le sujet a déjà eu des pneumorrhagies, son état ne fera qu'empirer sous l'influence de certaines causes et, malgré tous les soins physiques, le praticien n'arrivera jamais à enrayer la course rapide de la maladie. (Voir la quatrième observation.)

— Transportons-nous maintenant dans les mansardes du pauvre; regardons un peu ces jeunes filles dont les couleurs pâles indiquent l'excès de fatigue et une nourriture insuffisante... peut-être aussi le manque d'air et de lumière !... N'ont-elles pas aussi comme nous un cœur fait pour aimer et pour souffrir ? Oui ! elles aussi sont victimes de leurs passions : qui sait ? Plus que celui des riches, leur cœur est peut-être tourmenté par les angoisses de cette affection qui ne connaît pas de classe !... Seulement leur martyre est bien plus cruel, car aux peines de l'âme qui prennent leur origine dans l'amour, viennent se joindre — comme une volée d'oiseaux noirs — et les soucis du travail, et les veilles pénibles et souvent la faim ;... c'est triste à dire !... Aussi quelques mois suffisent à les achever ; car la mort semble avoir pitié de leur double supplice ; et s'il y a une différence entre la phthisie du pauvre et celle du riche, toute cause égale d'ailleurs, c'est que la première marche plus vite que la seconde.....

OBSERVATION IV,

Jeune homme au commencement du premier degré de la phthisie,
mort rapidement à la suite d'un amour violent.

M. X..., jeune homme d'une bonne famille de Montpellier, qui avait déjà eu des hémoptysies, et présentait quelques signes caractéristiques de faiblesse pulmonaire, fit, pour son malheur, la connaissance d'une dame russe, très riche, et en devint éperdument amoureux.

La violence de sa passion, partagée au même degré par la jeune étrangère, lui procura une excitation nerveuse excessive, qui n'étant pas compatible avec l'état

de ses forces, le fit rapidement descendre au tombeau (1).
Un de ses parents, docteur en médecine, qui racontait
un jour ce fait, assura que l'amour de M. X... l'avait
rendu en peu de temps méconnaissable, et que sans lui,
on aurait peut-être pu enrayer la maladie d'autant
plus qu'elle ne faisait que commencer.

La veille de sa mort, la jeune Russe vint le voir, et
passa toute une journée enfermée avec lui.... Le lendemain son amant n'était plus.....

Un magnifique monument fut construit dans le cime-
tière de Montpellier, aux frais de la riche étrangère; et
quatre mois plus tard on plaçait à côté du corps de
M. X... le cadavre de celle qui avait causé la mort de
son amant et qui à son tour mourait pour lui.

7. Voilà des faits, qui, selon moi, sont d'une valeur
incontestable ; je pourrais en citer bien d'autres, mais
je craindrais de tomber dans des répétitions fastidieuses,
d'autant plus que, en ma qualité d'étranger, je ne pos-
sède qu'une connaissance peu étendue de la langue
française. Je pourrais même terminer ici cette partie
difficile et délicate de mon travail, mais je crois devoir
ajouter encore quelques lignes, afin de signaler une
complication sérieuse et fréquente, qui peut accompagner les divers troubles de l'organisme occasionnés par
un amour violent : je veux parler de la chiromanie, ou

(1) Selon Fonsagrives (Thérap. de la phth. pul., Paris, 1880) les phthisiques ont une fièvre habituelle qui fait courir du feu dans les veines. Il
en résulte une excitation générale dont l'influence sur les organes génitaux active en eux au plus haut point les appétits vénériens. Cet éréthisme se montre même dans le premier degré de la tuberculose pulmonaire.

masturbation. La chiromanie est un vice malheureusement trop répandu chez les jeunes gens des deux sexes; et, comme l'a dit Schwartz, il peut naître dès la plus tendre enfance. Mais ce n'est là qu'une exception, et le plus souvent c'est dans les pensionnats que les adolescents, suivant l'exemple de quelques natures corrompues, se livrent à cet acte coupable qui détruit leur santé et affaiblit leur intelligence.

« Une coupable négligence, dans les pensionnats de jeunes demoiselles, y laisse trop fréquemment introduire le désordre de la masturbation. Cette pratique est dissimulée aux yeux impénétrants ou inattentifs des maîtresses, sous le voile de l'amitié, poussée chez les adolescents, jusqu'au scandale.

« Les liaisons les plus intimes sont formées sous ce spécieux prétexte ; un même lit reçoit souvent les deux amies et, par un raffinement inouï, l'on voit des jeunes filles se déchirer l'épiderme léger qui recouvre les lèvres et se donner des baisers ensanglantés, afin de mieux attester l'ardeur qui les dévore et leur fidélité (1). »

Le mauvais exemple entre collégiens donne des résultats encors plus funestes, et l'on ne craint pas de dire qu'il faudrait exercer une plus grande surveillance envers ces jeunes debauchés. « Il ne suffit pas, dit L. Bouché de Vitray (2), que les élèves ne reçoivent de leurs maîtres que des exemples salutaires, au point de vue de la moralité; il faut encore que ceux-ci les pro-

(1) Dictionnaire des sciences médicales, t. XXXI.
(2) L. Bouché de Vitray. Quelques considérations sur l'hygiène dans les maisons d'éducation. Paris 1874, p. 40.

tègent contre les dangers qu'ils courent entre eux, contre les leçons coupables qu'ils se donnent mutuellement. »

C'est donc, en général, de ces milieux insalubres, que les jeunes gens des deux sexes sortent, sous la domination du vice infâme de la chiromanie.

Les jeunes filles, soit par leur manière de vivre sédentaire et oisive, soit par la prépondérance de leur système nerveux (1), soit encore par le goût, qu'elles ont des lectures de romans et autres livres à sensation, semblent malheureusement plus tenaces dans l'exercice de ces tristes habitudes.

A. Schwartz, en parlant de l'influence des romans sur l'onanisme, s'écrie : « Combien de jeunes gens des deux sexes n'ont-ils pas été rendus esclaves de l'onanisme par la lecture des romans ! » Et il ajoute plus loin : « J'ai connu à Lille, en Flandre, une jeune personne d'un tempérament bilioso-sanguin et d'une imagination exaltée, chez laquelle les romans firent naître cette malheureuse passion avec tant d'impétuosité, qu'elle fut atteinte en très peu de temps d'un tremblement des extrémités supérieures et d'une faiblesse de la vue (2). »

En présence d'un pareil fait qui n'est pas unique dans les annales de la médecine, il est facile de concevoir que l'exaltation qui résulte d'un amour violent, étant beaucoup plus forte que celle qu'engendre la lec-

(1) C'est le développement du système nerveux, suivant Fournier, et la prédominance de son action sur celle des autres parties de l'organisme, qui constituent une des causes les plus puissantes de la masturbation.

(2) A. Schwartz. Dissertation sur les dangers de l'onanisme. Thèse de Strasbourg, 1815, p. 9.

ture de romans élaborés par une imagination étrangère, doit être pour le même motif et plus exagérée et plus fâcheuse.

Le fait suivant, qui m'a été rapporté par une personne digne de foi, démontre avec évidence que l'amour exalté n'est que trop souvent une cause d'excès onaniques.

MlleX..., jeune fille d'un tempérament bilioso-nerveux et d'une imagination très ardente, s'étant rendue amoureuse d'un jeune homme qui fréquentait sa maison, ne pût obtenir de lui que les manifestations d'une amitié respectueuse et honnête. Cette résistance inattendue de la part du jeune homme ne fit qu'exaspérer son amour. On la vit tout à coup devenir triste et taciturne ; son caractère, ordinairement doux, devint capricieux et irritable ; sa santé commença à dépérir, et au bout de quelques mois son corps offrait un état de maigreur digne de pitié.

Le jeune homme, auteur inconscient de la passion qui dévorait l'infortunée, connaissant très bien la complication dont nous parlons, et croyant que l'onanisme était pour beaucoup dans l'état triste de cette jeune fille, se détermina à lui faire des remontrances, dans l'espoir de mettre un frein à cette funeste habitude.

Un jour qu'ils se trouvaient seuls, il l'interrogea sur le changement rapide de sa constitution et lui fit comprendre qu'elle avait tort de se livrer à un vice qui tôt ou tard pouvait causer sa mort.

« Qu'importe la mort? lui répondit-elle : tu ne m'aimes pas ; je peux bien mourir. C'est en pensant à toi que je me livre aux douceurs de ce vice qui, je le sens, m'affaiblit et m'énerve. Que veux-tu? c'est l'unique moyen de calmer la flamme qui me dévore, et que tu es assez barbare pour mépriser !

. . . .

Nous sommes donc forcé d'admettre que l'amour exalté, par le fait même qu'il peut revivre et rendre plus impétueuses les habitudes de la masturbation, et en outre donner lieu à leur apparition chez le sujet dominé par lui, doit être considéré comme doublement dangereux ; car, nous verrons dans la seconde partie de notre travail, que l'onanisme à lui seul, non seulement est capable de rendre phthisiques des personnes déjà prédisposées à ce genre de maladie, mais aussi d'engendrer la phthisie elle-même !

DU LIBERTINAGE

« Une jeunesse orageuse et pleine de volupté
prépare un corps infirme pour les vieux jours.. »
(Cicéron, de Senectute.)

CHAPITRE PREMIER.

1. L'amour sensible, avons-nous dit plus haut, doit
être sous la dépendance de l'amour intellectuel. C'est ce
dernier qui lui imprime le cachet de noblesse; c'est lui
qui purifie nos tendances charnelles, en les dirigeant
vers un but, *la procréation*, en modérant l'ardeur qui
résulte de la vivacité de l'âge, et qui sans cet amour
peut pousser la jeunesse dans les précipices les plus
honteux.

De nos jours, la philosophie moralisatrice est regardée
comme une chose inutile et vaine; bien souvent j'ai
entendu des raisonnements dans le genre de ceux-ci,
raisonnements considérés comme très sensés : « Il faut
laisser faire les enfants : il faut qu'ils connaissent la
vie, et qu'ils apprennent à leurs dépens. »

Les malheureux!.. Ils abandonnent ainsi des jeunes gens inexpérimentés à leurs penchants, à un âge où le jugement incomplet et presque toujours faux, ne peut que les pousser vers l'abîme du vice! Plus tard ils verseront des larmes amères sur l'inconduite de leurs enfants, mais inutilement ; car selon le sage : « Adolescens juxta viam suam etiam cum senuerit, non recedit a bea. »

M. Guizot, traitant le même sujet, s'écrie indigné : « L'amour, le parfait dévouement, tous les sentiments exaltés ne semblent possibles qu'en dehors des lois morales et des convenances sociales Toute règle est un joug qui paralyse ; toute soumission, une servitude qui abaisse; toute flamme s'éteint, si elle ne devient un incendie! »

Dernièrement, un enfant, âgé à peine de 14 ans, vint me trouver à l'insu de ses parents, pour se faire guérir d'une uréthrite compliquée de phimosis. Il ne dormait presque plus ; son estomac était devenu paresseux ; son teint avait pris une couleur terreuse, et ses yeux sans éclat s'enfonçaient sous des orbites semblables à des trous d'un noir hideux. Son état de faiblesse était tel en ce moment, qu'il se laissa tomber sur une chaise évanoui, avant de me montrer le corps du délit. J'ai appris dans la suite que ce jeune homme fréquentait des maisons de tolérance de la pire espèce, et se livrait avec rage à tous ses penchants charnels... Voilà où mène l'insouciance des parents et leurs principes de liberté mal comprise!.... Que des individus en pareille voie soient appelés plus tard à propager le nom de leur père et à payer le tribut à leur patrie en lui procréant des citoyens qui, à un moment donné, puissent et l'illustrer et la défendre, et ils ne pourront jamais, épuisés et corrompus comme ils sont par le vice, qu'engendrer des enfants scrofuleux et maladifs dont la constitution délicate et frêle sera incapable de résister au moindre choc.

C'est là la conséquence fatale du libertinage : c'est lui qui bouleverse notre société, et affaiblit notre génération; c'est lui qui décime nos enfants à la fleur de l'âge. Et si aujourd'hui l'ignorance accuse la médecine d'impuissance *ad hominem*, nous avons le droit de lui répondre : Combattez, vous autres, le libertinage; surveillez un peu plus vos enfants, détournez-les de ces maisons de prostitution et de débauche, et alors les maladies trouveront un terrain plus résistant et plus ferme, grâce auquel la médecine ne sera plus impuissante, car elle trouvera dans la nature elle-même ces conditions vitales nécessaires pour rendre des effets et plus salutaires, et plus sûrs...

DÉFINITION

2. « Le libertinage est l'abus des organes génitaux dans l'accomplissement naturel du coït, ou dans l'exercice de ces mêmes organes, d'une façon contraire aux lois de la nature. »

A ce dernier ordre appartiennent les *onanistes*, les *pédérastes*, les *sodomites* : nous ne parlerons que des libidineux proprement dits, et des onanistes, et nous fermerons les yeux sur les autres classes de débauchés,

qui, à mon idée, méritent plutôt les rigueurs du juge,
que les conseils du médecin !

Au dire de la majorité des hygiénistes, l'homme doit,
autant que possible, s'abstenir du coït, tant que son
organisme n'est pas arrivé à un degré de complet développement. — Pour les pays tempérés, selon A. Becquerel, c'est à l'âge de vingt ans que l'homme devient
apte à procréer des enfants robustes. D'après Buffon,
Haller, Flourens, Beaunis, Kuss et Duval, etc., on doit
reculer cet âge à vingt-cinq ans pour l'homme, et à
vingt ans pour la femme.

Pour les climats chauds, ce besoin physiologique
peut se montrer plus impérieux et en conséquence être
plus ou moins avancé. Du reste, il me semble très difficile d'établir des lois précises à ce sujet, car, non seulement l'influence du climat, de la nourriture, du milieu
où l'on vit peut les modifier ; mais encore il faut se rappeler que certaines influences sociales et l'hérédité elle-
même peuvent jouer à coup sûr un rôle très appréciable dans l'évolution des organes génitaux.

> « Sæpe patris mores imitatur filius infans
> « Qualis erat mater, filia talis erit :
> « Casta refert castæ genetricis filia mores,
> « Lascivæ nunquam filia casta fuit. »
> (Chr. Mathiæ, Theat. hist., p. 601.)

Je ne puis m'empêcher, en outre, de signaler la précocité anormale des générations modernes, qui semble
vouloir compenser la durée moindre de leur existence :
il résulte de tout cela que tout, sentiments et besoins, se
révèle en nous plus vite, et par la même raison disparaît plus tôt. Telle est ma conviction ; cependant je n'ose

la présenter, que sous l'aspect d'une réflexion purement philosophique.

Si donc il est peu aisé de faire une loi absolue, limitant l'âge auquel l'individu peut se livrer au coït sans danger pour sa santé, il est néanmoins permis de conseiller l'abstention de cet acte tant que le développement physique n'est pas encore arrivé à un degré suffisant.

Dans certains climats chauds, comme au Brésil, en Afrique, et presque dans toute l'Amérique Espagnole, la possibilité du coït peut apparaître à l'âge de huit à dix ans, je connais plusieurs exemples ; l'exercice fait l'organe, et c'est par cet exercice intempestif que certaines villes du Brésil sont pleines de petits débauchés déjà syphilitiques à quatorze ans, et qui font parade de fréquenter les maisons de libertinage.

Mais la possibilité du coït n'est pas la même chose que la possibilité de procréer : celle-ci, selon la plupart des physiologistes, n'apparaît généralement qu'à l'âge de 17 à 18 ans, lorsque le sperme commence à avoir les propriétés voulues pour la fécondation. Ainsi, à cet âge, l'orgasme génital s'éveille impérieux et despote : c'est alors qu'il faut redoubler de surveillance, car cet orgasme, au dire de Pecquerel, est une des causes les plus importantes de la masturbation.

Je crois utile, avant de démontrer les funestes conséquences du libertinage sur l'organisme vivant, de faire en résumé l'étude physiologique de cette série de phénomènes qui composent l'acte reproducteur. Cette étude nous servira plus tard à expliquer les troubles consécutifs aux abus, et rendra par suite notre tâche plus aisée.

PHYSIOLOGIE DE L'ACTE GÉNÉSIQUE.

Pour l'accomplissement de l'acte reproducteur, il faut : 1° Que l'organe viril commence par acquérir la rigidité nécessaire à la facilité de son action. C'est là la première phase du coït, ou *l'érection*.

2° Que l'excitation du gland soit portée à un degré tel, qu'il puisse déterminer la projection du sperme en dehors, ce qui constitue le phénomène *de l'éjaculatoni*.

Erection. — L'appareil de l'érection se compose des corps caverneux et de toute la portion de l'urèthre, qui s'étend du gland à la prostate.

L'érection, tout en facilitant l'activité du membre viril, détermine en même temps la distension du canal et favorise ainsi la projection du fluide séminal dans les organes génitaux de la femme.

Cette première période de l'acte générateur se produit par action réflexe : le cerveau, les surfaces sensibles et presque tous les organes des sens, peuvent concourir à sa manifestation ; mais c'est surtout par l'excitation du gland qu'elle est portée à son maximum d'intensité. En effet, la surface du gland, rendue d'une sensibilité exquise par le grand nombre de papilles nerveuses, contribue, pour la plus grande partie, à l'accomplissement de l'acte génésique.

Quel est le mécanisme de l'érection ?...

Il a été démontré que ce phénomène consiste surtout en une congestion des corps caverneux et spongieux de l'appareil érectile. Les muscles ischio-caverneux et bulbo-caverneux qui entourent le premier, la racine du corps caverneux, et le second le bulbe de l'urèthre, semblables à des véritables cœurs périphériques, se contracteraient, par action réflexe, sous l'influence de l'excitation du gland, et, tout en chassant le sang de la base au sommet, s'opposeraient au retour de celui-ci.

Ces contractions saccadées auraient pour conséquence la turgescence de la verge, la dilatation du gland et l'épanouissement de ses papilles nerveuses qui, devenant plus impressionnables par le frottement, donnent lieu, à la fin, au phénomène réflexe de l'éjaculation.

Ejaculation. — L'éjaculation est le terme de l'acte vénérien : le membre viril étant arrivé à son maximum de sensibilité et de turgescence, le canal de l'urèthre dilaté et rempli des liquides que sécrètent alors les glandes de Cooper, de Littré, et les glandes prostatiques, ce canal, dis-je, se trouve dans des conditions favorables pour livrer passage au fluide séminal. Le sperme, mêlé au produit muqueux sécrété par les vésicules séminales, arrive, par les contractions de ces mêmes vésicules, et de celles des canaux déférents, dans la région prostatique de l'urèthre. Là, sa présence détermine, par action réflexe, une action mécanique qui le projette au dehors avec force et par saccades, et l'acte générateur a touché à sa fin.

Sperme. — Le produit de l'éjaculation est le sperme. A l'époque de la puberté, selon Kun et Mathias Duval, on distingue parmi les cellules épithéliales des tubes séminifères, des cellules plus volumineuses, des *cellules-mères*, résultant du développement des globules

primitifs; ces cellules sont tout à fait comparables à
l'ovule de la femme : comme l'ovule, elles deviennent
libres, possèdent une vie indépendante, et, nageant
dans le liquide produit par la fonte desglobu lesvoi-
sins, elles sont peu à peu chassées vers l'épididyme et
le canal déférent. Pendant ce trajet, ces cellules, qu'on
pourrait appeler *ovule masculin* (Robin), subissent une
active segmentation endogène, et donnent ainsi naissance à de nouvelles formes globulaires contenues dans
leur intérieur : ce sont des spermatozoïdes qui se présentent d'abord sous la forme de filaments enroulés
dans l'intérieur des globules de la *cellule-mère*, mais
qui deviennent libres quand celle-ci se rompt. Les
spermatozoïdes, alors composés d'un renflement anté-
rieur (tête), piriforme et aplati, et d'un appendice filiforme (ou queue), se terminent en pointe très fine. Le
sperme s'achève dans l'épididyme et dans le canal déférent ; les spermatozoïdes deviennent libres et sont excré-
tés alors par les excitations génitales de la dernière période, qui achèvent le coït.

Spasme vénérien. — Contrairement aux autres sécré-
tions organiques qui, à l'état normal, s'effectuent presque sans travail et avec facilité, l'émission du sperme
donne lieu à un ébranlement général, une espèce de
convulsion à forme tonique, suivie d'une détente et
d'un affaiblissement des forces physiques, affaiblissement d'une durée plus ou moins longue, selon la constitution de l'individu et la fréquence de l'acte.

J'ai connu des jeunes gens à tempérament nerveux
très excitable qui, en se livrant au coït, restaient quelque temps dans un état convulsif très appréciable :

leur respiration s'accélérait, devenait en même temps
saccadée ; leur voix était essoufflée, tremblotante, et tout
leur organisme restait pendant au moins cinq minutes
dans un engourdissement ni agréable, ni pénible, mais
qui démontrait suffisamment une déperdition assez sensible des forces vitales.

Zimmerman, Fodéré, Georget, Sandras, Foville, Bri-
quet, Bouchout, Hammoud et le grand Haller disent
que le spasme vénérien, étant analogue à une convulsion, affaiblit considérablement et nuit par la même raison à tout le système nerveux. En outre, les éjaculations du sperme entrent pour beaucoup dans cet état
d'anéantissement de l'organisme que procure le coït,
et qui peut être d'une durée plus ou moins longue, selon la fréquence de celui-ci.

Tissot, Baumès et la plupart des auteurs anciens soutiennent que le fluide séminal est la sécrétion la plus
importante de l'organisme vivant. Ils appelaient le
sperme « la plus pure fleur du sang, l'étincelle de la
vie », et Fernel, en parlant de son rôle physiologique,
dit que la semence fait la force de l'homme, vivifie tout
son organisme et l'entretient : *Totus homo semen est.*
Suivant ces mêmes auteurs, le sperme est, en partie,
résorbé, et passe dans le torrent circulatoire pour
rehausser les fonctions vitales, et imprimer à tout le
corps cette vigueur qui lui promet une prolongation de
vie.

On conçoit, pour lors, que la fréquence des éjaculations que procurent les abus génésiques donnent lieu à
la déperdition de cette semence si salutaire pour l-
corps, ne peut que produire un abaissement de forces,

et, plus tard, avec la persistance des causes, l'épuisement général, accompagné de tous les autres troubles
que nous allons passer en revue, troubles qui, selon la
prédisposition de l'individu, compliquent ou procurent
l'évolution de la diathèse tuberculeuse.

EFFETS DU LIBERTINAGE.

4. Le caractère distinctif, dit Descuret (1), des maladies qu'entraîne le libertinage, c'est la chronicité. Elles
portent presque toutes le cachet d'une profonde altération des liquides et des solides : telles sont les gastrites
et les entérites anciennes, la consomption dorsale déjà
signalée par Hippocrate, les diverses altérations du
cœur si communes de nos jours, la phthisie pulmonaire
sous toutes ses formes, etc., etc.

L'estomac semble l'organe régulateur de la santé :
les gens du peuple ont une grande confiance dans leur
état de forces, tant que leur estomac *marche bien*; mais
si l'appétit vient à manquer, si les pesanteurs et les tiraillements apparaissent, c'est alors qu'ils vont trouver
le médecin, et se disent vraiment malades. Et la chose
est très raisonnable, attendu que les fonctions digestives soutiennent les autres fonctions de l'organisme :
les premières venant à se troubler, toute la nutrition
languit, le sang et toutes les humeurs s'appauvrissent,
la constitution s'altère, le tempérament devient excitable et le corps s'épuise !

Or, les abus génésiques peuvent, à eux seuls, causer

(1) Descuret. Médecine des passions, p. 486, 1841.

tous ces troubles et les amener au maximum de gravité. « L'amaigrissement, dit le Dr Bourgeois, est un des effets les plus constants des pollutions excessives.

« Ce symptôme se montre rapidement, et amène quelquefois le malheureux au marasme le plus complet. J'en ai vu, ajoute-t-il, dont le corps, réduit à une charpente osseuse, offrait une image anticipée de l'état de cadavre où la mort devait bientôt les réduire. »

Hoffmann nous avertit que les jeunes gens qui se livrent au plaisir de l'amour avant de faire leur crue, maigrissent et décroissent au lieu de croître (1). — Celse conseillait aux personnes de constitution faible et d'une santé délicate l'abstinence du coït : « Son usage fréquent, disait-il, ne ferait que les affaiblir davantage et leur procurer une foule de maux. » C'est aussi pour eux que Portal (2), Bayle, (3), Louis (4) et Lebert (5) ont tant crié sur les dangers des abus vénériens : La plupart du temps, disent-ils, l'affaiblissement se porte sur les organes pulmonaires. Il en résulte une toux sèche, des essoufflements, un enrouement prolongé, des points de côté, des crachements de sang, et enfin la phthisie. Cette dernière maladie, ajoutent-ils d'un commun accord, est celle que les abus vénériens provoquent le plus fréquemment.

Cette manière de voir est généralement partagée par tous les hommes de l'art : Bergeret, entre autres, sou-

(1) Hoffmann. De ætate conj., § 1, p. 140.
(2) Portal. Observat. sur la nat. et le trait. de la phth., 1809.
(3) Bayle. Recherche sur la phth., 1809.
(4) Louis. Recherch. anat. path. et thérap. sur la phth., 1843.
(5) Lebert. Traité des maladies scrof. et tuberc., 1849.

tient que les jouissances immodérées de l'amour, portant vivement le sang vers les poumons, pourraient, à la longue, devenir une source incontestable de faiblesse. de ce côté, et donner lieu à l'éclosion de tubercules. Entre autres exemples, il cite le cas d'un jeune libertin, issu de parents non phthisiques, qui, ayant eu avec sa maîtresse plusieurs rapports dans une nuit, fût pris tout à coup de suffocation, de quintes de toux et d'hémoptysie abondante. « Il ne s'est jamais remis, ajoute-t-il, et il est mort poitrinaire après avoir langui deux ou trois ans (1). »

Le coït, dit Beéquerel, doit être considéré comme un besoin physique, et non comme un plaisir, car si cet acte est salutaire lorsqu'il se révèle par une vraie nécessité, il devient fâcheux si l'on en fait usage d'une manière intempestive et répétée.

Les individus habitués aux excès vénériens, dit-il, sont aussi repoussants au moral qu'au physique : leur intelligence se voile, la mémoire s'éteint, le regard devient languissant, terne : les yeux entourés d'un cercle noirâtre ; le visage est pâle et d'un blanc mat ; la voix enrouée et faible ; la démarche traînante ; ils maigrissent, deviennent apathiques, hypochondriaques ; leur constitution faible devient un terrain favorable au développement de toutes les maladies, entre autres : la consomption dorsale, les pertes séminales et la phthisie pulmonaire (2).

Sanctorius avait déjà exprimé les mêmes idées, lors-

____

(1) Bergeret. Des fraudes dans l'accomplissement des fonct. générat., p. 129. Paris, 1881, 8e édit.

(2) Becquerel. Sur l'abus du coït.

Cavalcanti. 8

qu'il écrivait : « Quand le coït, au lieu d'être sollicité par la nature, est un fruit de l'imagination, il affaiblit toutes les facultés de l'âme et surtout la mémoire (1). »

Un professeur, à Rome, m'a raconté, un jour, le fait suivant : Un jeune homme de ses élèves très intelligent, et qui avait jusqu'alors fait preuve d'une aptitude remarquable pour les sciences, devient tout à coup distrait, paresseux et négligent ; son regard semblait fatigué et sa mémoire, si fidèle autrefois, démentait son éclat passé. Son teint prit une couleur blafarde, et sa constitution s'affaiblit considérablement en peu de temps.

« Je l'ai appelé, me dit-il, et je l'ai interrogé sur ce changement rapide et inattendu. — Les larmes aux yeux, il m'a répondu que, pour faire plaisir à ses amis, il les avait suivis dans des maisons de débauche et que, depuis lors, il s'était mis à les fréquenter... Heureusement, ajouta le professeur X..., j'ai pu le détourner de ce vice en lui objectant que, jouissant d'une santé déjà faible, s'il continuait à mener cette vie irrégulière, la phthisie ne tarderait pas à causer sa perte. »

« En 1860, raconte le Dr Bourgeois, j'ai donné des soins à un jeune libidineux qui était arrivé à un degré de faiblesse effrayant. Son tronc, entraîné par le poids de sa tête et de sa poitrine, était courbé comme dans la vieillesse. Il ne pouvait rester debout ; au moindre mouvement, il éprouvait des vertiges, des vapeurs, des spasmes, des défaillances prolongées (2). »

(1) Sanctorius. Sect. VI, Aph. 35.
(2) Voyez Bourgeois. Du libertinage.

Mais ce que finit de compléter les libidineux, selon
Tissot (1), Lallemand (2), Hunter (3) et Trousseau (4),
ce sont les pertes séminales involontaires, maladie funeste, dont tôt ou tard ils seront atteints. Ecoutons ce
que dit l'auteur des cliniques remarquables de l'Hôtel-
Dieu de Paris, à propos des souffrances qui accablent
ces malheureux lorsqu'ils sont, par suite des abus génésiques, arrivés aux bords de ce précipice : «,Si, dans
les premiers temps de la maladie, l'appétit est conservé
et même augmenté, la sensation de faim n'est pas celle
de la faim ordinaire : ce sont des tiraillements d'estomac, un malaise, un sentiment de défaillance que sou-
lage momentanément l'ingestion d'une petite quantité
d'aliments ; mais bientôt le dégoût arrive, et les individus, pour satisfaire au besoin de nourriture, cherchent
dans les mets fortement épicés, dans les boissons exci-
tantes, les moyens de stimuler leur appétit. Cette alimentation a pour résultat d'irriter l'estomac, de rendre
les digestions laborieuses. La surcharge des voies digestives, la nourriture excitante produit à son tour une
augmentation notable des pertes séminales.

« Ces accidents gastriques et intestinaux varient d'ailleurs suivant les individus, et même pour chaque individu ils varient du jour au lendemain : à la diarrhée
succède la constipation, et celle-ci s'établissant défini-
tivement devient une cause occasionnelle persistante de
la spermatorrhée.

(1) Tissot. Dissertation sur l'onanisme, 1840.
(2) Lallemand. Des pertes séminales involontaires. Paris, 1836-1842.
(3) Hunter. Traité des maladies vénériennes, 1859.
(4) Trousseau. Clinique médicale de l'Hôtel-Dieu de Paris, 1877.

« L'épuisement, l'affaiblissement général produits
par les fortes pertes habituelles du liquide séminal ne
peuvent qu'augmenter sous l'influence de cette pertur-
bation des fonctions nutritives. Aussi le spermatorrhéique va-t-il tomber dans un profond état de dépérissement. Ses téguments se décolorent, son teint pâlit,
sa peau prend une couleur jaune plombé, ses yeux se
cernent, se cavent, deviennent ternes et sans expression.
Il résiste avec peine aux abaissements de la tempéra-
ture extérieure, il perd en même temps et par progres-
sion son énergie physique et morale. Le défaut d'activité musculaire se prononçant de plus en plus, il devient
incapable de soutenir un exercice un peu prolongé
sans se plaindre d'essoufflements, de gêne de la respiration ; et à mesure que le mal fait des progrès, il a la
plus grande difficulté à exécuter des mouvements.
Chose extraordinaire ! et qui, suivant Lallemand, est
un phénomène pathognomonique dans la spermatorrhée, malgré cette faiblesse, même lorsqu'elle est
poussée à l'extrême, le malade éprouve un besoin irrésistible de se mouvoir : alors même qu'il peut à peine
remuer, une inquiétude physique le porte à vouloir
changer continuellement de place.

« Des palpitations de cœur, l'accélération, la peti-
tesse, la faiblesse du pouls, témoignent des troubles de
la sanguinification, et il n'est pas rare que l'anémie se
traduise par un bruit de souffle vasculaire. J'ai parlé de
l'essoufflement que les sujets accusent lorsqu'ils font
un exercice un peu prolongé ; plus tard cette oppression
est continuelle, le repos ne la fait pas cesser ; la respiration est lente, rare, peu profonde. Quelques-uns sont

tourmentés par une toux sèche, habituelle, par des douleurs névralgiques occupant un point de la poitrine, et
l'auscultation révèle une faiblesse du murmure respiratoire dépendant de la débilitation générale (1). »

Le sommeil chez les spermatorrhéiques est habituellement léger et peu réparateur ; la lassitude envahit leur
corps, la tête est lourde, les paupières s'appesantissent,
les malades éprouvent aux tempes et dans le releveur
de la paupière supérieure la sensation gravative prémo-
nitoire du sommeil.

La sensibilité et la calorification diminuent, les idées
deviennent confuses, se multiplient, se heurtent dans
leur cerveau; mais ils ne s'endorment pas. Finalement,
fatigués au physique et au moral par cette lutte opiniâtre, ils s'abandonnent à une espèce de somnolence interrompue par des rêves érotiques, des cauchemars pénibles, des secousses étranges et autres sensations imaginaires qui se succèdent sans cesse, et augmentent
leurs souffrances d'une manière atroce.

Ces nuits d'angoisses sont suivies d'une fatigue extrême, et tout le jour les individus restent sous le poids
d'un abrutissement, dont ils ont conscience et qui explique leur tristesse, et cette mélancolie sombre qui
leur fait fuir toute espèce de société, même celle de leurs
parents.

La marche de cette maladie est loin d'être régulière,
mais elle est toujours envahissante. Ses quelques inter-
mittences passagères donnant lieu à des nouveaux excès;
elle ne tarde pas à passer à l'état chronique, et prend

(1) Trousseau. Loc. cit. (Des pertes séminales involont., p. 737.

alors un aspect de ténacité qui semble défier tout médi-
cament, et décourage le médecin. •

Les évacuations séminales qui avaient lieu auparavant pendant la nuit, de trois à quatre fois par semaine,
commencent à apparaître dans le cours de la journée
sans aucune érection, sans effort et sans sensation voluptueuse. Citons ici ce fait qui se trouve dans les cliniques de Trousseau, à savoir que la vue seule d'un
tableau lascif exposé dans une vitrine de magasin
détermina, chez un spermatorrhéique, une abondante
pollution sans la moindre érection préalable.

Avec le progrès enfin de la maladie, ces infortunés
tombent dans un état de consomption extrême : leur
corps s'infiltre, et la phthisie pulmonaire qui les tra-
vaillait déjà, au moins dans le plus grand nombre, finit
par les achever et ils meurent victimes de leurs excès.

Telle est donc la fin de presque tous ces débauchés,
chez lesquels nous remarquons aujourd'hui une démarche hardie, un regard lubrique, une bouche voluptueuse,
un teint pâle et couperosé, des manières plus ou moins
indécentes, une haleine impure qui dégoûte et repousse, une voix rauque éteinte ou caverneuse. En vain
vous chercherez dans leur cœur la moindre trace d'humanité, le moindre sentiment de noblesse : l'indifférence l'insensibilité et le vice sont leur seul partage !

Je ne peux m'empêcher de citer ici un fait frappant
que je dois à l'amitié de l'abbé G. L..., aujourd'hui aumô-
nier dans un établissement de l'État. Monsieur l'abbé
G..., vieillard d'une expérience consommée, et en même
temps très instruit, aima toujours lire les auteurs anciens qui illustrent notre école de médecine, et se plai-

sait souvent à mettre en pratique leurs sublimes principes, lorsque par hasard quelqu'un de ses amis lui demandait conseil. C'était, enfin, ce que nous appelons
aujourd'hui *un médecin amateur.*

Voici en résumé l'observation qu'il eut la bonté de
me communiquer :.

« Un jeune Espagnol qui m'était particulièrement
recommandé par son père, un ancien ami, arriva dans
cette ville afin de compléter ses études scientifiques.

« D'un tempérament vif et nerveux, âgé à peine de
19 ans, sans aucune expérience de la vie, il se mit à
suivre le mauvais exemple que lui donnaient quelques-
uns de ses collègues, et commença à fréquenter les
maisons publiques et autres endroits de débauche.

« Après quelque temps d'une vie insensée, pleine de
désordres et de veilles, sa santé délicate donna signe
de faiblesse, et je l'ai vu pâlir à vue d'œil : ses traits
tiraillés, ses grands yeux cernés d'un cercle bistré et
enfoncés dans l'orbite, ses pommettes saillantes et la
maigreur de toute sa personne, me donnèrent l'éveil :
j'ai cru voir là un commencement de phthisie pulmonaire, et j'ai pensé que le libertinage ne devait pas être
étranger à tous ces troubles. Quelques jours plus tard,
(je l'observais toujours), il a été pris d'une petite toux
sèche de mauvais augure, qui m'alarma, et rendit encore plus sûres mes suppositions d'auparavant. Je l'ai
appelé aussitôt, et lorsqu'il est arrivé dans mon cabinet, je lui ai adressé la parole d'une façon amicale,
mais pleine de sévérité et d'amertume.

« Malheureux ! que faites vous donc ?,.. dans quel
état avez-vous réduit votre santé ? Quelle est la vie que

vous menez, et qui vous rend si méconnaissable ?...
Confessez votre faute : en ce moment ce n'est pas le
prêtre, mais l'ami qui vous parle. Parlez donc, je veux
tout savoir avant qu'il soit trop tard ; car si vous conti-
nuez à persister dans cette folle existence un mois de
plus, ce sera en qualité de prêtre que j'irai vous trouver.

Il fondit en larmes et pour la première fois pensa à
l'immense danger qui le menaçait et eut peur de la
mort. Sous l'influence terrible de cette pensée, il me
raconta toutes ses fautes, toute une vie passée au milieu
du libertinage le plus hideux, et promit énergiquement
de se corriger.

« Il fallait agir le plus tôt possible : j'ai fait appeler
mon amie le D^r X,.. et je l'ai prié d'examiner mon jeune
malade : il était déjà à la première période de la phthisie.

. . . .

« Avec un traitement tonique, composé de viandes
rôties, bouillon pectoral (et il m'indiqua la formule de
ce bouillon), eaux ferrugineuses et une vie régulière et
sage, nous avons pu sauver ce malheureux jeune
homme, que la débauche avait déjà traîné jusqu'aux
bords de l'abîme.

« Aujourd'hui il se porte très bien, et toutes les fois
que le hasard nous réunit, il ne fait que me rappeler,
avec des paroles pleines de reconnaissance, qu'il me
doit la vie. »

Une autre observation de ce genre m'a été communiquée par un de mes amis de Montpellier, M. Jean
Poujol, étudiant en médecine. Je crois devoir citer tex-
tuellement sa lettre.

« Mon cher ami,

« Permettez-moi de vous citer un cas de phthisie causée par le libertinage ; ce cas est vraiment digne d'intérêt et pourra faire pour vous l'objet d'une observation pleine de valeur : on ne voit pas tous les jours des jeunes gens jouissant encore la veille d'une santé florissante, et qu'une vie de débauches amène le lendemain par étapes à la phthisie pulmonaire. Comme c'est, je crois, sur ce sujet que vous avez manifesté l'intention d'écrire votre thèse, je m'empresse de vous signaler ce fait qui pourra vous être de quelque utilité :

« Un jeune homme de mes amis, M. L..., F..., âgé de 20 ans, et avec qui j'ai fait une grande partie de mes études, sentit, il y a quatre ou cinq ans, le besoin de se lancer dans le monde galant, et, plein de désir de connaître la vie avec les voluptés qu'elle renferme, il mit, pour la première fois, le pied dans une maison de prostitution.

Pour ses débuts le pauvre garçon ne fut pas heureux, il contracta en effet une blennorrhagie assez grave dont il n'a jamais pu se débarrasser complètement depuis et qui, malgré des injections de toute sorte (injections Peynard, injections composées soit d'un mélange de vin et d'eau de roses, soit d'une solution de nitrate d'argent., etc, etc...), est passée à l'état chronique ou de *goutte militaire*. Inutile de vous dire qu'il n'eut garde, dans les commencements, de souffler à ses parents un seul mot de sa triste aventure, et que son mal s'aggrava en conséquence.

« Je l'avais perdu de vue depuis longtemps, lorsqu'il y a environ cinq mois, je me heurtai un jour à lui sur

<table><tr><td>Cavalcanti.</td><td>9</td></tr></table>

la promenade de P.... Je lui tendis la main et lui demandai de ses nouvelles. Avant qu'il me répondit, je fus
frappé de la pâleur de ses traits, de sa démarche voûtée
et mal assurée, et de plusieurs autres signes de même
genre.

« Il me raconta alors qu'il arrivait des Cévennes, où
il était allé passer un mois durant, afin, disait-il, « de
se rétablir complètement. » Je fus surpris de ces paroles et je le priai de s'expliquer en toute franchise : —
« Je suis très étonné, lui dis-je, de te voir réduit en cet
état, alors que la dernière fois que je t'ai rencontré tu
te trouvais dans une situation relativement satisfaisante. » — « Je comprends ton étonnement bien légitime, me répondit-il, mais que de choses se sont passées depuis notre dernière entrevue ! Je dois d'abord te
dire que, malgré tout ce que j'ai fait, je conserve toujours ma *chaudepisse* qui ne me fait nullement souffrir,
mais qui en est toujours au même point. Après chaque
nouveau coït, à la suite de nouveaux excès, elle se remet
à couler, si bien que j'ai fini par me résigner à mon
sort, et que je ne tente plus rien pour ma guérison.

« — Tu sais, ajouta-t-il, la vie que je mène depuis
quatre ou cinq ans. Les excès de toute sorte auxquels je
me suis livré, des veilles par trop prolongées, les
femmes, tout cela ajouté à ma blennorrhagie, n'a pas
peu contribué à rendre ma situation plus précaire ;
mais, il y a cinq mois, des accidents plus graves se sont
manifestés : j'ai vomi le sang, voici dans quelles circonstances :

« Je venais de faire une course, et j'en avais encore
pour un bon quart d'heure avant d'être rendu chez

moi, lorsque, sans douleur aucune, je me mis à cracher, et — à ma grande surprise — à cracher du sang. Je hâtai le pas, mais une longue traînée de crachats sanguinolents marquait la place où j'avais posé mon pied ! J'arrivai ainsi jusqu'au café où nous avons, mes amis et moi, l'habitude de nous réunir chaque jour. Ils m'appelèrent, j'entrai ; mais à peine étais-je assis, que je me mis cette fois, non plus à cracher, mais à vomir un flot de sang. Mes amis, effrayés, m'accablèrent de questions et voulurent à toute force m'amener chez moi, afin que je pusse me coucher. Nous nous mîmes en route, du café à la maison, je crachai encore le sang, et arrivé enfin à mon domicile, j'en vomis de nouveau. Mes parents, consternés, envoyèrent immédiatement chercher le Dr Gayraud, à qui je fis part de mon état particulier, en l'avertissant que j'avais en vain employé contre ma chaudepisse tous les médicaments connus.

« M. Gayraud me prescrivit le lait d'ânesse, des pilules Odet (au biphosphate de calcium), et de la tisane de lichen ; il m'ordonna de la digitale et m'interdit absolument tout excès, soit de coït, soit de boisson. Il me conseilla enfin d'aller prendre le grand air. C'est alors que je me décidai à partir pour les Cévennes, mais je m'y ennuyai tellement, qu'au bout de vingt-cinq jours je revins à Montpellier. — De retour ici, je suivis pendant un mois le traitement qu'on m'avait ordonné, et pendant un mois (pardonnez-moi, cher monsieur, ce détail bien puéril, mais qui est tel que me le fournit mon ami L...), je rentrai chaque soir à 10 heures pour boire mon lait d'ânesse.

« Un beau jour, je me remis à vomir le sang, en

quantité moindre cependant que les premières fois. Je dis alors à mes parents que j'avais assez d'un régime très pénible à supporter et qui ne m'était d'aucun profit puisqu'il n'apportait point de remède à ma situation, et, malgré leurs remontrances, je devrais dire malgré leurs supplications, j'ai repris mon ancien genre de vi e. Il y a trois mois que cela dure, et depuis trois mois, j'ai recraché le sang pendant trois fois, à un intervalle presque régulier d'un mois entre chaque nouveau crachement. Maintenant, me voici ; je ne souffre pas, j'ai bon appétit, je dors assez bien. Advienne que pourra ! »

« Pendant qu'il parlait ainsi, je ne laissai pas de l'observer : la toux sèche et quinteuse qui, de temps en temps, soulevait sa poitrine, l'aspect profondément lymphatique de son tempérament, la rougeur qui couvrait ses pommettes d'une façon continue, la disposition qu'il manifestait à se tenir constamment voûté, le traitement ordonné par M. le professeur Gayraud, enfin cette pneumatose si franchement déclarée, tout cela me parut présenter un ensemble de symptômes indiscutables de la phthisie pulmonaire du premier degré.

« Je lui demandai s'il avait remarqué en lui quelque précurseur de ces crachements de sang ; si, lorsqu'ils arrivaient, il n'éprouvait pas de douleur particulière : « Lorsque je crache ainsi le sang, me répondit-il, il me semble que l'on m'injecte un liquide avec une seringue, derrière le cou, de chaque côté de la moelle épinière, et la sensation que j'éprouve ressemble à un picotement. »

« Je l'engageai vivement à renoncer à ce genre de vie qui minait peu à peu sa santé, et je le quittai le cœur

gros, en songeant aux heures tristes et douloureuses
que lui préparaient ses excès et son amour insensé pour
la débauche, non sans lui avoir toutefois laissé entrevoir
les dangers qu'il courait!

« Tiendra-t-il compte de mes amicales observations?
S'arrêtera-t-il enfin sur cette pente fatale du vice, alors
qu'il n'est déjà peut-être plus temps — mais qu'il n'a
pas encore roulé dans l'abîme? — L'avenir nous l'ap-
prendra! »

. . . .

Un fait semblable à celui de M. Poujol m'a été com-
muniqué par M. le Dr Saussol, chef de clinique à l'Hôtel-
Dieu de Montpellier. Toux, crachements de sang, irritabilité nerveuse, misère physiologique, rien n'y manquait. Selon le Dr Saussol, la phthisie était manifeste
le libertinage uni à une disposition vicieuse héréditaire
en était la cause certaine.

. . . .

Voilà pour le libertinage proprement dit, considéré
au seul point de vue des abus génésiques. Nous nous
occuperons plus tard de ses complications lorsque l'occasion viendra de nous entretenir des maladies vénériennes. Alors, il ne sera plus possible de douter que,
si la phthisie pulmonaire fait des ravages, et est devenue
presque universelle, c'est parce que le libertinage, semblable à un ver hideux, ne cesse de ronger les racines
de l'arbre social, dont les fruits d'aujourd'hui possèdent
plus d'attraits que de séve!

5. Avant de terminer cette étude, nous croyons utile
d'adresser quelques paroles à ces maris inexpérients,
d'un esprit grossier et restreint, qui se livrent sur leurs

femmes à des excès irraisonnables, sans réfléchir aux inconvénients qui peuvent en résulter.

On se marie aujourd'hui avec une légèreté incroyable, les jeunes gens, déjà à moitié corrompus et *blasés*, comme on dit vulgairement, ne cherchent dans le mariage qu'un changement de position, un nouveau genre de vie, un état enfin comme un autre, bon à rompre la monotonie de leur existence vagabonde et oisive. Plusieurs ne voient dans le but de cette institution sacrée que des jouissances libidineuses, et, dès lors, ils s'y livrent avec un acharnement brutal et tuent ainsi l'amour conjugal à force de satiété.

C'est dans les premiers mois du mariage qu'ont généralement lieu les abus vénériens : ils occasionnent le plus souvent, chez les femmes, des vaginites douloureuses, des hémorrhagies et névralgies utérines, des écoulements leucorrhéiques, des troubles du côté de la menstruation, quelquefois le renversement de la matrice et des attaques d'hystérie. Heureusement que cela dure peu ; car l'homme, à force de fatigue, rendu à la fin impuissant, remplace aussitôt l'ardeur première par l'indifférence et la froideur, résultat final de tout plaisir immodéré.

Une personne digne de foi me raconta qu'un jeune paysan s'étant rendu éperduement amoureux d'une jeune fille de son pays, la demanda à ses parents, et peu de temps après s'unit avec elle. Alors, jeune, ardent et d'une vie irréprochable, mais d'une ignorance sans bornes, il crut que l'unique moyen de démontrer à sa jeune épouse qu'il l'aimait tendrement, consistait à se livrer sans cesse à des excès de coït accompagnés d'excitations prolongées et violentes. Au bout de huit jours, il était d'une faiblesse alarmante et pouvait à peine se traîner.

La personne qui me communiqua ce fait alla le trouver, et, tout en lui exposant le véritable but du mariage, « mon ami, lui dit elle, le moyen que vous venez de mettre en pratique, au lieu d'augmenter cet amour que vous devez toujours avoir pour votre femme, ne sera bon qu'à l'éteindre. »

Tout le monde connaît aujourd'hui l'histoire de ce coiffeur de Paris qui, quelques mois après son mariage avec une certaine veuve, se trouva réduit à un tel état de faiblesse qu'il ne pouvait plus exercer son métier. Il paraît que sa femme lui demandait plus que ses forces ne pouvaient lui accorder, car, à bout de complaisance, il dut recourir aux tribunaux, afin d'obtenir la séparation de corps et une pension; indemnité, disait-il, qui lui était bien due, en présence du mauvais état de santé que lui avaient procuré les agissements libidineux de son épouse. Le tribunal lui accorda cette légère compensation.

6. Il ne me reste maintenant que quelques mots à dire sur les mariages précoces et sur leurs inconvénients, et je terminerai par là cet important chapitre, déjà assez étendu.

Nous sommes obligé de confesser que l'acte vénérien est beaucoup moins fatigant pour la femme que pour l'homme; car, ainsi que le fait remarquer Becquerel, leur action étant presque toujours nulle dans l'exercice de cette fonction, elles peuvent demeurer passives sans que cela nuise à son accomplissement (1). En outre, les

(1) Becquerel. Loc. cit. (De l'abus du coït.) Paris, 1877.

femmes étant privées du fluide séminal, ne participent
pas de ce côté aux mêmes inconvénients que procurent
les excès vénériens chez l'homme. Toutefois, je ferai
observer que la femme étant généralement plus excitable et plus nerveuse que l'homme, c'est du côté du
système nerveux qu'elles reçoivent les impressions violentes provoquées par l'exercice immodéré des organes
génitaux.

Mais ce n'est pas là, quant à moi, le danger capital
des mariages précoces, au point de vue du développement de la phthisie pulmonaire ; c'est surtout, j'ose l'affirmer, par l'épuisement qui peut résulter du travail de
là maternité chez les personnes de constitution délicate,
ou non encore arrivées au point satisfaisant de leur crue.

« Combien de fois la phthisie se développe peu de
temps après un mariage contracté avant la nubilité !
s'écrie Bourgeois (1). Dans une même famille, ajoute-t-il,
j'ai vu mourir deux sœurs dans la première année d'un
mariage précoce. L'aînée s'était mariée à 18 ans ; deux
mois après l'union, les symptômes de consomption pulmonaire se déclaraient, et elle succombait avant la fin
de l'année. Peu de mois après, la sœur se marie à 19 ans,
et la même affection l'enlève avant d'avoir atteint sa
vingtième année. Instruits enfin par cette cruelle expérience, les parents ne consentirent à marier leur dernière fille que lorsqu'elle eut accompli sa vingt-cin-
quième année. La santé de cette femme se maintint
bonne ; elle eut plusieurs enfants. » Ces observations de
Bourgeois sont très incomplètes et reproduites, il me
semble, dans le but de fixer irrévocablement à 25 ans
l'époque du mariage. Elles ne peuvent établir une règle

(1) Bourgeois. Loc. cit., p. 62.

générale, et il faut évidemment tenir compte du climat, et de la constitution individuelle. — Au Brésil, les jeunes filles de bonne constitution, se trouvent complètement développées à l'âge de 16 ans, et plusieurs se marient à 14 et 15 ans ; il en est de même pour toute l'Amérique espagnole. Cependant, nous ne sommes pas partisans de ces unions ; et, nous fixons, même pour les climats très chauds, l'âge de 18 à 19 ans comme le plus propice.

En France et dans les pays tempérés, on se marie généralement de 19 à 25 ans ; les mariages au delà de cet âge sont relativement assez rares.

Nous n'entendons pas faire une règle absolue, en indiquant ces âges ; c'est la règle générale ; qu'on fasse exception pour les personnes faibles et de constitution délicate.

Je ne peux présenter aucune observation dans le genre de celles de Bourgeois, mais les cas de phthisie à la suite de couches, chez des personnes qui ont contracté une union à un âge très précoce, ne manquent certainement pas.

A Montpellier par exemple, pendant mon séjour, j'ai pu constater plus de dix cas de phthisie pulmonaire dans les conditions ci-dessus ; mais à quoi bon aller me perdre dans la description de longues observations, dans le seul but d'appuyer des faits très connus, et que, du reste, personne ne conteste ? Je m'empresse donc de quitter ce sujet délicat, pour traiter de cet autre genre de libertinage qui consiste dans la perversion de l'acte génésique et qu'on appelle libertinage solitaire, ou *onanisme.*

Cavalcanti. 10

DE L'ONANISME

CHAPITRE II.

HISTORIQUE.

I. Nous ne savons pas au juste à quelle époque l'onanisme a fait son apparition dans le monde ; mais il est aisé d'affirmer que ce fléau doit exister depuis les âges les plus reculés, si l'on veut bien jeter un coup d'œil sur l'histoire de ces temps passés, où l'on voit que le libertinage était chose commune et très en vogue parmi les peuples.

Onan, dit l'Écriture sainte, a été frappé par Dieu pour avoir préféré le plaisir qui résulte des excitations contre nature des organes génitaux, à ceux qui ont source dans un mariage légitime et dont le but est la reproduction de l'espèce. « Dixit ergo Judas ad Onan « filium suum : ingredere ad uxorem fratris tui, et « sociare illi, ut suscites semen fratri tuo. Ille sciens « non nasci sibi filios, introiens ad uxorem fratris sui, « semen fundebat in terram, ne liberi fratris nomine

« nascerentur, et idcirco percussit eum Deus, eo quod,
« rem detestabilem faceret (1). »

Mais Lallemand fait observer avec raison, que l'interprétation de l'acte d'Onan est erronée, et en se
fondant sur les articles du Deutéronome (2) (versets V,
VI, VII, VIII et IX), il explique le fait de la manière
suivante :

Her, le premier-né de Judas et mari de Thamar,
était mort sans enfants ; son frère Onan devait donc
épouser sa belle-sœur, pour éviter le scandale, dont fait
mention le verset IX du livre de Moyse. C'est pourquoi
Judas lui conseille de s'unir à la veuve de Her. Onan

(1) Judas appela son fils Onan et lui dit : Va trouver la femme de ton
frère et unis-toi à elle afin que sa race se perpétue par ton œuvre.
Mais Onan sachant que les enfants de cette union ne seraient pas à lui,
répandait par terre la semence dans la crainte de faire des enfants qui
porteraient le nom de son frère ; c'est pourquoi Dieu le frappa, parce
qu'il avait commis une action détestable. (Moysis, lib. I, cap. xxxviii,
Genèse.)

(2) — Verset 5. Lorsque des frères demeureront ensemble et que l'un
d'entre eux viendra à mourir sans enfants, alors la femme du mort ne
se mariera point avec un étranger, mais son beau-frère viendra vers
elle et la prendra pour femme et l'épousera comme étant son beau-
frère.

— Vers. 6. Et le premier-né qu'elle enfantera succédera au frère
mort, et portera son nom, afin que son nom ne soit pas effacé d'Israël.

— Vers. 7. S'il ne plaît pas à cet homme-là de prendre sa belle-sœur,
alors elle montera à la porte vers les anciens et dira : « Mon beau-frère
refuse de relever le nom de son frère en Israël et ne veut point m'épouser par droit de beau-frère. »

— Vers. 8. Et les anciens de la ville l'appelleront et lui parleront, et
s'il demeure ferme et qu'il dise : « Il ne me plaît pas de l'épouser. »

— Vers. 9. Alors sa belle-sœur s'approchera de lui, devant les anciens, et lui ôtera son soulier du pied et lui crachera au visage, puis,
prenant la parole, dira : « C'est ainsi qu'on fera à l'homme qui ne soutiendra pas la famille de son frère. »

— Etc., etc...

obéit à son père. Mais par la mort de son frère, il était
l'aîné de la famille, et la loi l'autorisant à posséder
d'autres femmes, il pouvait espérer un fils légalement
à lui pour perpétuer sa lignée. Aussi, au lieu d'accomplir normalement le rapport conjugal avec Thamar, il
n'opérait que le commencement de l'acte génésique, et
il fraudait. « Ejaculabat extra vas », selon le langage
des moralistes.

On voit par ces données historiques que les agissements d'Onan ne peuvent d'aucune façon constituer
l'Onanisme tel que le comprend Tissot (1), et comme
nous l'envisageons aujourd'hui. Il suit de là, que le fait
du petit-fils de Jacob n'a aucune valeur dans l'histoire
de la manuélisation, et que en outre le mot, *onanisme*,
est un mot improprement employé dans le langage
médical (2).

Descuret, traitant cette même question, s'exprime
ainsi : « Le monde commence à peine, que Dieu est
tenté de le détruire pour arrêter la corruption générale ». Or, cette pensée du grand observateur ne nous
donne-t-elle pas déjà un indice de l'origine probable de
ce vice ?...

Est-il possible de séparer le libertinage solitaire de
tous les autres genres de corruption qui suscitèrent
tous ces châtiments terribles dont parle l'Écriture
sainte ?...

(1) Tissot. De l'onanisme ou Dissertation sur les maladies produites
par la masturbation. Lausanne, 1760. OEuvres complètes. Paris, 1809,
t. III.

(2) Nous continuons cependant à employer entre autres; le mot *onanisme*, afin de rompre la monotonie des répétitions fréquentes.

Sodome et Gomorrhe furent détruites par le feu du ciel à cause du libertinage hideux (Sodomie) qu'exerçaient leurs habitants : Jérusalem a vu ses rues jonchées de cadavres par l'effet des agissements libidineux du roi David pour la femme d'un de ses soldats ; nous voyons Absalon, au milieu des concubines de son père, pousser la fureur libertine jusqu'à vouloir attenter à la vertu de sa sœur.

Ouvrons l'histoire, et nous verrons plus tard, le sage Salomon lui-même, entouré dans son palais d'une légion de sept cents femmes qui servaient à son plaisir !!...

Dans tout l'Orient, en Syrie, dans la Médie, chez les Phéniciens, à Tyr et à Sidon, le libertinage arriva à un tel point, qu'il était pour ainsi dire public. — On rendait un culte à la volupté sous les emblèmes les plus révoltants, et le *phalus*, ou représentation de l'organe reproducteur, était porté en triomphe par des femmes, dans les processions et les fêtes.

Parcourons un peu les auteurs anciens qui ont écrit sur la Grèce. Le poète Philémon nous édifiera sur le grand Solon, qui s'est fait le propagateur de la prostitution. Dans ce temps-là on achetait, et on vendait des femmes ad hoc : à preuve, Aspasie, la femme du grand Périclès, qui croyait ne pas se déshonorer en se livrant à ce commerce. Nous arrivons enfin à Diogène. le grand philosophe, Diogène qui, dit-on, par mépris de la femme, se souillait publiquement du vice de la masturbation.

Avec le progrès des sciences médicales, ces hideuses manœuvres n'ont pu passer inaperçues aux yeux des

illustres observateurs de cette époque. Le libertinage
solitaire a été dévoilé par les élèves d'Esculape qui commencèrent dès lors à le flétrir dans leurs écrits...

Au temps de Galien, comme il le raconte lui-même,
les Athéniens se livraient avec rage au plaisir de la
masturbation, afin de se débarrasser du fluide séminal, qui était alors réputé parmi eux, comme étant
chose nuisible à la santé du corps (1).

En présence de pareils faits, je crois qu'il serait oisif
de m'arrêter, comme on a coutume de le faire, aux
agissements du petit-fils de Jacob, pour y voir l'origine
probable de la chiromanie. Nous nous contentons donc
d'assurer, sans fixer une époque quelconque, que ce
vice fatal a dû exister dès les temps les plus reculés, et
qu'il a été une conséquence manifeste du libertinage
sans nom, dont le germe pernicieux n'a pas pu être
éteint par les eaux du déluge. L'historique de la masturbation est donc l'historique de la débauche. L'onanisme, comme plusieurs autres vices, se montra au
milieu de la corruption générale comme un champi-
gnon hideux au milieu des détritus.

Aujourd'hui, nous le savons, la masturbation est un
véritable fléau qui tend de plus en plus à se généraliser,
et qui tue par milliers les infortunés qui s'y livrent. La
raison en est bien simple. Le libertinage de nos jours,
quoique bien moins public que celui d'autrefois, n'est
pour cela ni moindre, ni moins effréné.

La masturbation est une conséquence du libertinage.

(1) Galien. Utilité des parties du corps humain, l. XIV. Des organes
génitaux. OEuvres complètes, trad. de Daremberg, t. II. Paris, 1856.

ONANISME ET ONANISTES.

II. L'onanisme (1) est ce poison traître et subtil qui
se cache dans le sein de l'enfance, et lui procure plus
tard une jeunesse pleine de souffrances ; un réveil rempli d'amertumes et de remords ; une espèce d'agonie
lente et tragique : épilogue de la mort.

« A mon avis, s'écrie Réveillé-Parise, ni la peste, ni
la guerre, ni la variole, ni une foule de maux semblables n'ont rien des résultats plus désastreux pour
l'humanité ! C'est l'aliment destructeur des sociétés civilisées, et il est d'autant plus actif, qu'il agit continuellement, et ruine peu à peu les populations (2). »

C'est un fléau redoutable qui enchaîne la volonté de
sa victime la rend lâche et impuissante devant son pouvoir despotique et mystérieux ; lui inspire continuellement des pensées érotiques, qui la poussent plus en
avant dans l'abîme, et ne l'abandonne parfois qu'aux
derniers moments de sa vie, lorsque son corps est
devenu incapable de soutenir le poids de ses misères !

« J'ai en moi, deux volontés, — disait à Pradel, une
jeune personne douée des plus belles qualités, mais qui
s'usait par la passion, — l'une qui résiste, et l'autre qui
m'entraîne. Celle-ci, pour me séduire, use du subter-

(1) Onanisme, *onania*, crime d'Onan, masturbation, mastupration,
manustupration, manuélisation, chiromanie, libertinage solitaire, sont
ici synonymes.
(2) Réveillé-Parise. Revue méd., 1823, p. 98.

fuge le plus adroit, et me dit toujours : « ce sera la dernière fois. » L'infortunée est morte poitrinaire.

J'ai assisté à Montpellier à un de ces tableaux tragiques que le temps ne peut effacer de la mémoire du médecin.

C'était un spectacle hideux à voir !...

Un de ces malheureux esclaves du libertinage solitaire, était là étendu sur son lit de mort à un pas à peine du tombeau, le visage pâle, les yeux hagards, les traits contractés par la souffrance. Tout lui semblait indifférent autour de lui : aveuglé par la passion, il se masturbait encore, à côté de la fosse qui devait le recevoir !

On fut obligé de lui lier les mains, et on plaça au chevet de son lit un infirmier, avec l'ordre de ne plus le quitter de vue un seul instant.

La veille de la mort de ce malade, l'homme de garde obéissant peut-être à un sentiment naturel de commisération, le délivra de ces liens. Chose horrible à dire !... Au même instant, devant lui, le misérable absorba la dernière goutte de poison qui depuis longtemps ruinait son existence, et tombant à la renverse exténué de fatigue, il commença à agoniser.

J'ai vu, raconte Pinel, un jeune homme attaqué de fièvre typhoïde, entièrement épuisé et dont la fureur de l'onanisme était porté si loin que, le sixième jour de sa maladie, il provoquait encore ses organes flétris, pendant que la mort était annoncée par les présages les plus sinistres (1).

(1) Pinel. Dictionnaire des sciences médicales, t. XLVI, p. 55.

Tel est le pouvoir absolu qui enchaîne le masturbateur à son vice, et le rend incapable, jusqu'au dernier moment de secouer son joug.

La passion funeste de l'onanisme est le plus souvent le fruit du mauvais exemple (1). C'est surtout dans les pensions et les collèges que les jeunes gens des deux sexes finissent par apprendre le secret, et s'habituer au vice. On trouve parmi ces jeunes gens des natures déjà corrompues qui, par leurs honteuses manœuvres, commencent à donner l'éveil à leurs camarades, et dès lors, la contagion éclate, et le vice se généralise.

L'incendie est déclaré : nous décrirons plus loin les ravages !

Quelquefois le libertinage solitaire peut tenir aussi à une disposition héréditaire, car au dire de plusieurs écrivains, il semble prouvé que des enfants nés de parents lascifs succombent, plus facilement que les autres, aux tentations de la volupté.

Dernièrement, en causant avec M. X..., homme de lettres, je lui ai fait remarquer la mauvaise habitude que semblait avoir contractée son jeune enfant âgé à peine de deux ans, de tenir continuellement entre les mains ses organes génitaux.

« Ce n'est pas d'aujourd'hui, m'a-t-il répondu, que je cherche à corriger cette espèce d'inclination qui, selon moi, doit être héréditaire. — Il paraît, ajouta-t-il, que moi aussi, j'avais, étant petit, cette mauvaise habitude, et, entre nous soit dit, il faut vous confesser que

(1) Il faut aussi compter comme causes prédisposantes à ce vice soit une démesurée longueur du prépuce (Lallemand), soit certaines éruptions herpétiques qui se développent dans cet endroit, ou autour du gland.

dans ma jeunesse, je me suis livré asssez souvent à
l'onanisme. »

Charles Mathis et A. Voisin croient que certaines qualités de l'homme peuvent être transmises par la généra-
ration, en sorte qu'en naissant, nous apportons le
germe de nos bonnes ou mauvaises tendances.

> « Scilicet expectas ut tradat mater honestas
> « Aut mores alios quam quos habet (1). »

C'est peut-être par cette raison que nous voyons chaque jour des enfants de 7 ou 8 ans, déjà esclaves de
l'onanisme. Ils y sont poussés par une espèce d'inquiétude nerveuse, une sorte d'aberration héréditaire qui
donne aux organes génitaux une vitalité anormale, et
fait qu'instinctivement leurs mains sont attirées vers
ces parties. Ces attouchements prolongés et habituels,
finissent un jour par occasionner le spasme vénérien
et les petits malheureux surpris par cette sensation
nouvelle, et en même temps alléchés par le léger plaisir qui s'en suit, chercheront désormais toutes les occasions pour s'y livrer. Voilà encore comme on peut devenir masturbateur!

TROUBLES CONSÉCUTIFS A L'ONANISME.

Chez les enfants de 8 à 16 ans qui se livrent habituellement la à masturbation, les troubles consécutifs sont
généralement de trois sortes : troubles nerveux, troubles cardiaques et respiratoires, troubles locaux.

(1) Ch. Matthiœ. Theat. hist., p. 601, cité par Schurigius. — A. Voisin.
Nouv. dict. de méd. et de chir. pratique. Paris, 1873, t. XVIII, art. Hérédité.

Après 16 ans, l'excitation des organes génitaux donnant lieux à des excrétions spermatiques précoces et relativement assez abondantes, on peut réunir aux troubles déjà mentionnés, la spermatorrhée, avec sa suite de symptômes graves, qui occasionnent les déperditions excessives de semences, suscitées d'abord par des agissements volontaires, et plus tard, autant par l'inflammation et le relâchement de l'appareil éjaculateur, qu'à la suite du mauvais état du système nerveux.

a. *Troubles nerveux.* — Nous savons que la prédominance du système nerveux sur toutes les autres branches de l'organisme vivant est aussi remarquable dans la première enfance de l'homme que dans celle des autres animaux.

Autant chez les uns que chez les autres, on peut apprécier le développement presque complet du cerveau de la moelle épinière dès les premiers temps de la vie, tandis que le système osseux, musculaire et artériel se trouvent dans un état relativement imparfait.

Bientôt après la naissance, tous les organes des sens arrivent chez eux à un état de perfectionnement assez rapide. L'enfant, ayant une peau très fine, extrêmement souple et délicate, devient par cela même très impressionnable aux agents extérieurs. Les excitations périphériques occasionnent chez lui des mouvements réflexes et rapides, et quelquefois assez violents. C'est pour cela que parfois la moindre piqûre peut lui procurer des convulsions souvent dangereuses et même mortelles.

Après la première enfance, toutes les facultés sensorielles, bien que moins sensibles, ne laissent point pour cela d'être susceptibles d'une irritabilité assez remarquable.

« Les enfants, dit Fournier, sont pour ainsi dire surabondamment pourvus de sensibilité, et c'est de la direction que cette faculté recevra, que dépend le sort de leur vie entière (1). »

On sait, en effet, que leurs facultés affectives suivent de près le développement du système nerveux. Le cœur de l'enfant est semblable à un vase propre à recevoir tout ce qu'on voudra y déposer. Tous les souvenirs de l'enfance, ses premières impressions, toutes les affections de cet âge ne s'effacent jamais ; elles demeurent vivaces et profondes. Un rien ébranle leur cerveau, et fait battre leur cœur ; un rien excite leur curiosité. L'enfant pleure et rit pour la moindre des choses ; enfin il vit par le cœur et par le sentiment. C'est pour cela que l'enfance est un âge très difficile à guider, car, le raisonnement manquant, le cœur choisit aussi bien un vice que la vertu. C'est par l'exquise délicatesse de son cerveau que l'enfant cherche toujours ce qui flatte les sens, et repousse le travail, et, en général, tout ce qui demande une application sérieuse et prolongée. C'est aussi par la facilité avec laquelle cet organe s'impressionne et s'ébranle en présence des agents extérieurs, que la mémoire est si vive chez l'enfant. C'est finalement par l'absence du jugement, qu'il cherche toujours à imiter les personnes qui l'entourent sans se rendre compte de ses actions.

(1) Fournier. De l'onanisme, p. 23. Paris, 1875.

Si alors un hasard malheureux, un mauvais exemple, ou quelquefois de simples attouchements étrangers viennent, pour ainsi dire, réveiller en lui un nouveau sens, il se formera, vers les organes génitaux, une concentration plus ou moins vive des forces de la vie, et le sujet entraîné par un plaisir trompeur, se livrera avec fureur à un vice qui doit bientôt le perdre ou attirer sur lui des maux plus terribles que la mort elle-même.

Vogel (1) rapporte l'histoire d'un enfant âgé de 1 an, qui avait déjà la passion de se frotter les cuisses l'une contre l'autre, ce qui détermina chez lui une érection. Quelques femmes en rirent, mais la mère défendit absolument qu'on tolérât un pareil abus; mais les larmes et les cris de l'enfant l'emportèrent sur les ordres de la mère. Il répétait plusieurs fois par jour, et même la nuit, et souvent pendant un quart d'heure de suite cet acte, pendant lequel sa figure s'enflammait, ses yeux devenaient étincelants, sa respiration entrecoupée. En même temps, son membre entrait en érection, et la mère prétend en avoir vu sortir, pendant ce mouvement convulsif, une certaine humidité. Enfin, tout à fait affaibli et inondé de sueur, il finissait par tomber dans un profond sommeil.

Une petite fille, raconte Fournier (2), se livrait à la masturbation comme par instinct, et dès l'âge de 4 ans. A 8 ans, on découvrait ce vice, et l'on employa inutilement, pour la corriger, tout ce que la prudence peut

(1) Vogel. Unterricht für Eltern und Kinder-Aufseher, wie das unglaubiche gemeine Laster der herstærenden Se   ckung am sicher sten zu verhüten und zu heilen, cap. i, p. 8.

(2) Fournier. Loc. cit.

inspirer. Quoiqu'on lui liât les mains, elle parvenait à
ses fins, soit en rapprochant ses cuisses, et leur faisant
exercer des mouvements convenables, soit en s'asseyant
sur un meuble propre à favoriser l'acte de l'onanisme.
Cette enfant vivait dans une parfaite ignorance de l'a-
mour et de ses plaisirs ; ses organes seuls la rendaient
ingénieuse à découvrir les moyens d'apaiser son ardeur.
Déja, à un âge si tendre, les parties génitales et les ma-
melles étaient développées comme à 12 ans. Elle mourut à la même époque, dans un état de marasme
dégoûtant ; ces mêmes parties avaient tous les caractères de la puberté, si ce n'est qu'elles portaient l'empreinte et les flétrissures de la vieilllesse. Cette infortunée, dans ses derniers moments, avait incessamment
la main sur ses parties sexuelles, et elle expira en se
masturbant.

Ces deux observations nous servent déjà à démontrer
l'exquise sensibilité des organes génitaux chez certains
enfants, et le précoce réveil de cette même sensibilité
que peuvent occasionner, et le mauvais exemple, et
l'imprudence de certaines personnes ignorantes et grossières, qui se plaisent à jouer, ou à les laisser jouer avec
ces mêmes organes.

L'ébranlement, qui résulte du spasme génital chez
un individu de 8 ans, est loin d'être violent comme celui qui a lieu chez le même individu lorsqu'il aura 14,
15 et 16 ans. Le spasme, d'abord presque nul, augu-
mente peu à peu avec la fréquence de l'acte, et arrive
à son maximum avec le perfectionnement des fonctions
génératrices, et lorsque l'excitation génitale se termine
par une éjaculation abondante de fluide spermatique.

On pourrait invoquer cette raison, pour expliquer la multiplicité, chez certains enfants de 8 à 16 ans, de l'acte onanique.

J'ai connu d'aucuns de ces libertins infatigables, qui arrivaient à consommer leurs penchants libidineux, jusqu'à dix fois dans l'intervalle de 24 heures.

C'est par cette possibilité excessive de l'activité génitale que l'onanisme doit être réputé chose dangereuse chez ces derniers. Ce nombre considérable de petites secousses épileptiformes qui résultent des excitations vénériennes, finissent par communiquer au système nerveux une irritabilité exagérée, qui explique très bien les inquiétudes des individus vicieux, cet espèce d'agacement continuel dont parle Lallemand, ces changements brusques de caractère, les insomnies, et en même temps, cette paresse irrésistible, et cet abrutissement qui les rend incapables de se livrer à tout travail cérébral.

Selon Achille Bourbon, l'onanisme en occasionnant une congestion lente, mais toujours croissante, de la totalité ou d'une partie de la substance même du cerveau ou de ses enveloppes et plus particulièrement de la moelle, produirait plutôt la paralysie des mouvements que celle du sentiment (1). En effet, j'ai connu des individus qui, s'étant livrés depuis longtemps à ces honteuses pratiques, arrivèrent à une susceptibilité telle, à une sensibilité nerveuse si grande, que le moindre attouchement les faisait tressaillir ; la moindre impression leur était extrêmement pénible.

(1) A. Bourbon. De l'influence du coït et de l'onanisme dans la station, sur la production des paralysies. Paris 1859, thèse n° 115.

Cette impressionnabilité nerveuse n'apparaît pas, d'après mes observations personnelles dans les premières manifestations de cette habitude vicieuse : elle vient après, et n'est autre chose qu'un signe de faiblesse du système nerveux, qui finit par consommer ses propres forces, et travailler aux dépens de sa substance.

Ce mauvais état du système nerveux est accompagné d'une perte très appréciable de l'intelligence et de la mémoire ; il explique l'anémie profonde qui envahit les masturbateurs, ainsi que la faiblesse musculaire, et ces vertiges à stomaco leso, dont parle maître Trousseau, dans ses belles cliniques de l'Hôtel-Dieu de Paris. On explique aussi par cette même théorie, la paresse de ces individus, l'engourdissement de leurs jambes, et cette démarche saccadée qui en résulte, et que j'ai observée souvent chez presque tous les libertins.

C'est ce mauvais état du système nerveux, dit Trousseau, dans sa leçon sur les pertes séminales, et cette sensibilité exagérée qui en résulte, qui poussent le masturbateur plus avant dans le vice, et finissent par le tuer.

Le repos, si nécessaire pour le travail de développement de l'organisme, étant nécessairement troublé par suite de leurs excès, et ce même travail détourné de son véritable but pour venir réparer les déchets de chaque jour, il s'en suit; que la croissance s'arrête, le sang se déglobulise, les muscles s'amincissent, et la scrofule ne tarde pas à apparaître, et à compliquer un état déjà si triste.

Les jeunes masturbateurs, dit-on, mangent de très

bon appétit et beaucoup. On pourrait croire au premier
abord, que cette nutrition abondante, pourrait servir
de compensation à tant de pertes. Il n'en est rien : et je
m'empresse d'ajouter que cet appétit vorace tient surtout à un mauvais état des fonctions digestives d'origine
nerveuse. L'irritabilité de ce système ne tarde pas à envahir les couches musculaires gastro-intestinales, dont
les contractions se multiplient, et deviennent trop énergiques, Dans ce cas, les aliments seront rapidement
chassés de l'estomac dans le duodénum, où ils arrive-
ront, sinon chymifiés, du moins incomplètement chymifiés. Dès lors, trop imparfaitement préparés pour
subir le nouveau travail dont est chargée la première
partie de l'intestin, leur digestion s'opérera mal, diffi-
cilement ; il y aura dyspepsie (1).

Ce passage rapide des aliments, de l'estomac dans les
autres parties de l'intestin, explique à merveille cette
sensation étrange de vide que ressentent les masturbateurs en cet endroit, il sert suffisamment à nous rendre
compte de leur appétit vorace.

Il y a trois ans, mon excellent maître, le professeur
Battela, clinicien distingué des hôpitaux de Montpellier,
me pria de prendre l'observation d'un enfant de 12 ans,
qui se plaignait de vertiges pénibles avec tournoiements
de tête, pâleur, sueurs froides, et chute, sans toutefois
perte de connaissance. J'ai vu là un piège que me ten-
dait mon cher maître, et je commençai par interroger
avec beaucoup de soin et d'attention mon jeune malade.

(1) Voyez Trousseau. Leçon sur la dyspep., loc. cit., t. III. p. 31.

Cavalcanti.   12

A la suite de mes interrogations, je n'ai pas tardé à
me convaincre que j'étais en présence d'un petit libertin. Ses évanouissements arrivaient précisément avec
cette sensation de vide stomacal dont nous avons parlé,
et disparaissaient au bout de quelques instants lorsqu'on lui donnait des aliments à prendre. Il mangeait du
reste de très bon appétit à tous ses repas.

Les troubles nerveux de paralysie n'apparaissent généralement que plus tard, à moins qu'il n'existe quelque
prédisposition héréditaire cachée. Ils suivent de très
près, ou accompagnent les troubles des organes des
sens, tels que la surdité, la myopie, et même l'amau-
rose. C'est peut-être à cause de l'apparence de gravité
qu'ils revêtent à une période avancée que la plupart des
auteurs qui ont écrit sur l'onanisme, en ont fait des
descriptions presque exclusives, descriptions qui voilent
pour ainsi dire les autres affections résultant de ce vice,
surtout les affections pulmonaires, lesquelles dans le
cas que j'ai observé, existaient déjà auparavant. Aussi
il m'a été difficile de trouver dans ces auteurs, des observations franches de phthisie pulmonaire, et cela à
mon grand étonnement, vu que tous s'écrient avec moi,
que cette maladie a le plus souvent pour cause des habitudes contre nature.

b. *Troubles de la circulation et de la respiration.* — La
fréquence de la masturbation, et l'action vive de l'organe cardiaque pendant le spasme vénérien, expliquent
surabondamment les essoufflements, les palpitations,
les stases sanguines du côté du cerveau et des poumons,
ainsi que les dilatations des vaisseaux sanguins, et la
formation de poches anévrismales qui peu à peu s'a-

mincissent et finissent un jour par se rompre, peut-être
à la suite des excitations qui appellent le plaisir.

Pendant toute la durée de l'acte génésique, le sang
est accumulé dans la poitrine, et le cœur redouble
d'activité et d'efforts pour se débarrasser de lui. La pré-
cipitation de ses mouvements, et la fréquence de son
travail peut, à la longue, donner lieu à ces palpitations
violentes, dont se plaignent généralement les personnes
vicieuses, après quelques années passées dans les excès
de ce genre. Pour ma part, j'ai tellement observé ce
phénomène, que je ne doute pas un seul instant qu'il
ne soit très commun dans les premières années du libertinage onanique. Ces palpitations peuvent avec la
persistance des causes, donner lieu à l'hypertrophie du
cœur accompagnée de tous les autres désordres qui
peuvent survenir dans l'arbre circulatoire.

C'est au moment de l'ébranlement spasmodique oc-
casionné par l'excitation consommée des organes génitaux que le poumon en agissant avec fréquence et pré-
cipitation sur le sang qui est soumis en très grande
quantité à son élaboration, semble contracter ses premières irritations, qui, augmentées sans cesse par la
répétition de l'acte, donneront naissance à la phthisie (1).

Outre ces palpitations dont nous avons parlé plus
haut, palpitations semblables à celles que produisent
les exercices violents et dont on est plus facilement atteint à cause de l'anémie préexistante, il faut ajouter les
palpitations d'origine nerveuse, *ces spasmes douloureux*

(1) Voy. Fournier. Loc. cit.

du cœur, comme Dieulafoy les appelle, et qui ne tardent
pas à se joindre aux autres troubles de l'organisme.
Ces palpitations nerveuses de l'organe cardiaque, au
dire de Krishaber, dépendent de la plupart des excès,
surtout des excès du coït et de l'onanisme.

Ces palpitations peuvent être d'abord isolées ; mais
elles ne tardent pas à se montrer sous forme d'accès.
« Dans les accès de faible intensité, les battements du
cœur, plus pénibles que douloureux, sont accompagnés
d'oppression et d'anxiété précordiale. Dans les accès
violents, le cœur « bat à rompre la poitrine », ses mouvements sont quelquefois tumultueux et désordonnés, la
douleur cardiaque est angoissante, le malade étouffe,
sa parole est entrecoupée, son visage est pâle et couvert
de sueur, ses mains sont glacées ; il est sous le coup de
défaillance et de syncope. Les accès de palpitation sont
souvent rappelés par des causes insignifiantes; il suffit
d'une émotion, de quelques mouvements, d'un repas
un peu copieux, pour ramener l'accès (1). »

Les désordres cardiaques finissent par communiquer
aux poumons un état congestif, qui fournit l'explication
des dyspnées au moindre rhume, des essoufflements
et des suffocations à la moindre fatigue, et qui peut se
convertir en véritables apoplexies pulmonaires, ou du
moins créer dans cet organe une irritation permanente
qui, ainsi que l'a très bien dit Fournier, peut devenir
le point de départ de tubercules, et par conséquent de
la phthisie.

c. *Troubles locaux.* — Il est avéré que la masturbation

____

(1) Dieulafoy. Path. interne, p. 276. Paris, 1880.

peut donner lieu à certains troubles locaux plus ou moins graves, et qui, selon Lallemand, procurent plus tard un terrain favorable aux pertes séminales. C'est d'abord l'inflammation des vésicules spermatiques, qui en déterminant des phénomènes réflexes caractérisés par des érections fréquentes, devient, à elle seule, une cause excitante aux excès génésiques contre nature. Viennent ensuite les uréthrites consécutives, les gonorrhées, l'inflammation de la prostate, quelquefois les cystites et l'incontinence d'urines.

Leroy d'Etiolles (1) raconte qu'un jenne homme, qui présentait avec tous les symptômes de la pierre, une rétention d'urine très marquée, fut après un examen attentif reconnu atteint d'un gonflement énorme de la prostate: l'affection était survenue à la suite de manœuvres solitaires.

Fournier (2) nous transmet une observation dans laquelle pour les mêmes causes, un sujet de 15 ans a été atteint d'un écoulement muco-purulent de l'urèthre, et d'un catarrhe vésical.

13 des malades dont parle Lallemand, dans son livre sur les pertes séminales, étaient atteints d'écoulements muqueux ou muco-purulents. Il ajoute, qu'ils étaient tous pubères et n'avaient pas connu de femmes,

Traube (3), Deslandes (4), et Clers (5) citent des exemples semblables. Tissot parle d'un jeune garçon

(1) Leroy d'Etiolles. Cours d'urologie, leçon du 18 juin 1845.
(2) Fournier. Loc. cit., p. 85.
(3) Traube. Chiromanie, p. 107.
(4) Deslandes. Loc. cit., p. 292.
(5) Clers. De gonorrhea virulenta. Tubingen, 1764.

de 16 ans, qui s'était livré à la masturbation avec tant
de fureur, qu'à la fin, au lieu de sperme, il n'avait éja-
culé que du sang, dont la sortie fut bientôt suivie de
douleurs excessives, et d'une inflammation de tous les
organes de la génération.

Schwartz (1) dit, que l'habitude contre nature finit
quelquefois par atrophier les testicules ; et il ajoute
qu'un jeune militaire, par l'effet de ce vice, a vu ces
mêmes organes se réduire à la grosseur d'un haricot.

Chez la femme, l'onanisme produit les mêmes troubles que chez l'homme. On a vu, chez certaines jeunes
filles, les menstrues être remplacées par des hémorrhagies bronchiques et pulmonaires ; hémorrhagies qui,
selon Trousseau, peuvent, en se répétant souvent, appeler vers ces organes un mouvement fluxionnaire, lequel peut déterminer l'évolution d'une phlegmasie plus
ou moins intense, et provoquer des manifestations
diathésiques qui, sans l'influence de cette cause occasionnelle, ne se seraient peut-être pas produites (2).

Tels sont, jusqu'ici, les troubles que la masturbation
provoque habituellement dans la première et dans la
seconde enfance. On peut les résumer ainsi : affaiblissement constitutionnel, lymphatisme et scrofule.

Or, le poumon, dit Menuret (3), est un des organes
les plus riches en glandes lymphatiques ; et, comme le
système glanduleux est le siége de l'humeur particulière des scrofules, il n'est ni contraire à la logique, ni

_ (1) Schwartz. Dissert. sur les dangers de l'onanisme. Strasbourg, 1815.
(1) Trousseau. Loc. cit., p. 696. Voyez sur l'onanisme chez la femme,
l'excellent ouvrage de Pouillet. Paris, 1880, 3e édit.
(2) Menuret. Observat. de méd. par Richard, t. II, p. 186.

étonnant que, lorsque la nature affecte dans l'adolescence un autre ordre de mouvements, il ne soit attaqué par ce vice qui, dans l'enfance, avait porté sur les glandes du cou et sur les bords des paupières, et n'éprouve un délabrement, dont les progrès doivent être plus rapides et plus incoercibles. Nous pouvons, à ce propos, nous abriter derrière l'autorité de Morton, Mead, Boerhaave, Robert, Sims, Baumès, de Bordon, Bosquillon et Lugol.

La masturbation prépare donc, dans la première et dans la seconde enfance, un terrain favorable à l'évolution de la phthisie pulmonaire : telle est mon opinion.

4. Mais voici l'âge de la puberté qui commence : les excès contre nature en ont hâté l'arrivée. Les organes génitaux présentent déjà un développement très précoce, et leur excitation est suivie d'éjaculations spermatiques assez abondantes. L'irritabilité nerveuse déjà acquise au milieu d'une vie de débauche, trouve dans l'organe génital, propre à cet âge, un stimulant énergique, un excitant impérieux, qui les enchaîne encore à leurs penchants vicieux. Le spasme génital commence à se montrer avec plus d'intensité, l'ébranlement nerveux est alors énorme, l'appareil séminal plus actif, et l'action plus vive. La déperdition de la semence vient donc se mettre à côté de tous ces troubles, dont nous avons parlé plus haut, et qui, à eux seuls, seraient assez forts pour produire, à la longue, les plus grands malheurs.

La masturbation va prendre en conséquence un caractère plus dangereux et plus funeste que les manifestations du libertinage proprement dit, en ce que le masturbateur a toutes les occasions pour lui, et peut, à son gré, multiplier ses excès aussi souvent qu'il en a l'envie.

L'éréthisme nerveux, porté à son comble par le travail d'une imagination folle, qui cherche à chaque instant à idéaliser le vice par la création d'images passionnantes et libidineuses, fait éprouver à la fin de chaque pollution anormale, des secousses énormes qui jettent chaque fois l'individu dans un abattement profond, et plus ou moins durable.

Malfilâtre, mort épuisé par les tristes caprices de la passion solitaire, a raconté à un de ses amis, dans les derniers moments de sa vie, qu'il ne manquait jamais d'aller aux jolies fêtes du Ranelagh, à Passy : que là, il recueillait avec avidité les plus beaux types féminins qu'il pouvait remarquer ; qu'il en analysait les perfections en poète d'une imagination antique, puis, qu'en les rassemblant, il en composait un être idéal avec lequel toutes ses forces s'épuisaient. C'était une hallucination qui n'avait de terme que dans l'extrême syncope. Malfilâtre a reconnu que la manie qui causait sa mort était plus puissante que sa volonté.

« Si l'on compare entre eux, dit Fournier, les effets des plaisirs naturels de l'amour et ceux de la masturbation, il restera démontré que les causes qui se réunissent pour rendre dangereux les excès des premiers, agissent avec beaucoup plus d'énergie dans la seconde, et que plusieurs circonstances propres à celles-ci viennent rendre plus graves les résultats de la fréquente réitération.

» On sait que, pendant les jouissances solitaires et

humiliantes qu'il se procure, celui qui est adonné à l'onanisme se tient, pendant un temps quelquefois très long, dans un état de roideur générale et permanente de tout le corps (1). Il est difficile d'expliquer par quel mécanisme cette tension extrême des muscles est favorable à l'acte dont nous parlons ; mais il est bien certain que chez presque tous les sujets, elle est indispensable à l'accomplissement de cet acte ; souvent même, elle est poussée si loin, que des crampes très douloureuses en sont le résultat, et que la fatigue qu'elle détermine oblige l'acteur à prendre un moment de relâche et à suspendre un instant ses efforts.

Il suffit d'observer les circonstances qui accompagnent la masturbation, pour voir que le système nerveux doit être affecté de la manière la plus directe, non seulement par les contractions violentes et continues qu'il entretient dans tout le système musculaire et par les sensations physiques les plus vives, mais encore par la tension prodigieuse de l'imagination qui doit s'exalter au point de représenter avec la plus grande vivacité, à des sujets affaiblis, les objets fantastiques de leurs transports honteux (2) ».

Les excitations cérébrales produites par une élaboration continuelle d'êtres imaginaires érotiques, donnent lieu à des envies irrésistibles, favorisées par des érections vives et presque permanentes de l'organe générateur. De là encore, une occasion nouvelle pour le

(1) On ne peut comparer cet état à celui de la première période de l'épilepsie, dans laquelle il existe une roideur générale (tonique), avec stase sanguine très remarquable. D'Albuquerque.

(2) Fournier. Loc. cit., p. 88.

Cavalcanti.   13

masturbateur de mettre en exécution ses penchants criminels, et de multiplier les spasmes d'une façon étonnante. Lallemand (1), dans son ouvrage sur les pertes séminales involontaires, raconte le fait suivant : un malade, qui avait commencé à l'âge de onze ans à se livrer à la masturbation, n'avait cessé qu'à vingt-trois. Entre treize et dix-huit ans, il s'était abandonné avec fureur à sa passion, quelquefois jusqu'à dix ou onze fois par jour, sans jamais s'abstenir pendant plus de quatre ou cinq jours. « Je ne puis, écrivait-il, évaluer les excès de ces cinq années à moins de trois mille six cent cinquante, en prenant la moyenne. Je néglige tout ce qui a précédé ou suivi comme irrégulier et ne pouvant être soumis au calcul. »

Je n'ai pas besoin de décrire ici les troubles consécutifs aux déperditions spermatiques de nature onanique, ni leurs complications ; nous en avons déjà assez parlé en étudiant les conséquences du libertinage. Il suffit de rappeler, à ce sujet, que ces désordres sont beaucoup plus précoces chez les masturbateurs, que chez les libertins proprement dits.

5. Nous allons voir maintenant quel est le rôle que joue la masturbation dans le développement de la phthisie pulmonaire chez les jeunes gens qui se sont affaiblis par ce moyen pendant toute leur enfance, et qui continuent à le mettre en pratique dans leur jeunesse.

Tous les auteurs, depuis les temps les plus reculés, nous apprennent que l'onanisme est une des causes les plus puissantes d'affaiblissement constitutionnel ; bien

---

(2) Lallemand. Des pertes séminales involontaires, t. I, p. 557.

peu d'entre eux ont hésité à classer ce vice infâme au premier rang des causes de phthisie.

L'onanisme, écrit Boerhaave, est dangereux pour toutes les constitutions : non seulement il nuit aux gens d'une santé délicate, mais aussi aux gens robustes. Il envahit l'organisme physique et moral ; les individus adonnés à ce vice deviennent vieux avant l'âge ; ils prennent un aspect efféminé, sont comme engourdis. incapables d'aucune fatigue corporelle et intellectuelle, et plusieurs finissent par devenir imbéciles (1).

Aétius, traitant le même sujet, s'exprime de la façon suivante : « Tout le corps s'affaiblit ou tombe dans la pâleur, dans la maigreur, le dessèchement ; les yeux se cavent (2). »

Lomnius fait remarquer, entre autres choses, que les pollutions honteuses relâchent, dessèchent, affaiblissent, énervent, et produisent une foule de maux (3).

« Ils ne font, dit Ludwig, que dissiper les forces qui étaient destinées à donner à leur corps la vigueur nécessaire, et marcher chaque jour vers la consomption et le marasme (4). »

Klœkopf pense que tous les vices peuvent naître des habitudes contre nature, et il ajoute : « Je ne doute pas un seul instant que ces faiblesses si tenaces à guérir, et beaucoup de phthisies, n'aient leur origine dans l'onanisme (5). »

(1) Boerhaave. Prœlect. ad inst., p. 444.
(2) Aetius. Lib. I, cap. vii, p. 34, édit. Boerhaave.
(3) Lomnius. Comment. de sanit. tuend., p. 3.
(4) Ludwig. Instit. physiol., § 870.
(5) Klœkopf. De morbis animi ob infirmit. medul. cerebr., p. 37.

Gambius, lui aussi, parmi tous les accidents fâcheux qui proviennent de la masturbation, signale la phthisie pulmonaire et la consomption dorsale : « Colatoria « autem corporis qui magis emulgentur, eo plus hu- « morum aliunde ad se trahunt succique sic ad genita- « lia derivatis, reliquæ partes depauperantur. Inde « ex nimiâ venere, lassitudo, debilitas, immobilitas, « incessus de lumbis, encephali dolores, convulsiones « sensuum omnium, maxime visus, hebetudo, cæcitas, « fatuitas, circulatio febrilis, excicatio, macies, tabes et « pulmonica et dorsalis, effeminatio, etc., etc. (1). »

Tissot dit que l'on rencontre, à la suite de la masturbation, un affaiblissement des organes de la respiration, d'où résultent souvent des toux sèches, presque toujours des enrouements, des faiblesses de voix, des essoufflements, dès qu'on se donne un mouvement un peu violent. Quelquefois, il existe une perte totale de voix (2).

Schwartz écrit : « Chez les uns, on observe une altération dans la parole, une succession de sons inarticulés, une discordance ; chez d'autres, une faiblesse de voix, un enrouement, une toux sèche, des essoufflements à la moindre fatigue (3). »

Rostan accuse aussi, dans le tome IV du dictionnaire de médecine, les mauvaises habitudes onaniques de gêner la respiration, de procurer des suffocations fréquentes, des douleurs sous-le sternum et dans le dos, entre les deux épaules, etc., etc.

(1) Gambius. Instit. path. med., 1758.
2. Tissot. Loc. cit.
(3) Schwartz. Dissert. sur les dangers de l'onanisme. Strasbourg, 1815.

M. A. Guérin, dans une de ses leçons à l'Hôtel-Dieu, dit : « L'onanisme, chez les jeunes garçons, aboutit aux diathèses scrofuleuse et tuberculeuse ; chez les jeunes filles, il produit la leucorrhée, l'anémie, la chlorose (1). »

« Quant à la tuberculisation pulmonaire, écrit Pouillet, nul ne doute qu'elle ne soit une conséquence journalière de la masturbation, comme elle en est un des excès du coït. Quelle que soit l'essence de cette maladie organique, l'expérience prouve que toutes les causes qui affaiblissent les individus, y prédisposent plus ou moins. Or, l'onanisme s'attaque aux nerfs, aux muscles, au sang qu'il aglobulise, en un mot à tout l'organisme dont il détruit l'harmonie fonctionnelle, qu'il délabre, qu'il plonge dans la misère physiologique ; il peut donc déterminer la production tuberculeuse et en hâter le processus morbide (2). »

Presque tous ces infortunés, dit Fournier, contractent soit des catarrhes chroniques, soit des affections plus profondes de l'organisme pulmonaire, et finissent par périr dans un état complet de phthisie. Il serait superflu, ajoute-t-il, de rapporter ici des observations qui viennent à l'appui de ces propositions : quel est le médecin qui, dans une pratique même peu étendue n'a pas eu plusieurs exemples de ces altérations organiques produites évidemment par l'exercice trop fréquent des organes de la génération (3) ? »

Tous les hygiénistes sont aussi d'accord pour dire que les pollutions honteuses, non seulement peuvent occa-

(1) A. Guérin. Annales de la Gynécologie. Juillet 1874, p. 11.
(2) Pouillet. Loc. cit., p. 173.
(3) Fournier. Loc. cit., p. 65.

sionner la phthisie chez les individus déjà prédisposés, mais aussi chex ceux qui ne le sont pas. Voici par exemple l'opinion de Becquerel : « La phthisie, dit-il, pour peu qu'il y ait prédisposition chez les individus, est souvent le résultat de l'onanisme; dans d autres cas, l'onanisme produit lui-même la prédisposition à la tuberculisation (1). »

« J'eus la malheur, comme bien d'autres jeunes gens, écrivait un malade à Tissot, de me laisser aller à une habitude aussi pernicieuse pour le corps, que pour l'âme. L'âge aidé de la raison a corrigé depuis ce misérable penchant. Mais le mal est fait. A l'extrême sensibilité du système nerveux et aux accidents qui en résultent, se joignent une faiblesse, un malaise, un ennui, qui semblent m'assiéger à l'envi. Je suis ruiné par une perte de semence presque continuelle, mon visage devient comme cadavéreux, tant il est pâle et plombé. La faiblesse de mon corps rend tous les mouvements difficiles; celle de mes jambes est telle que j'ai beaucoup de peine à me tenir debout, et que je n'ose sortir de ma chambre. Les digestions se font si mal que la nourriture se présente aussi en nature, trois ou quatre heures après l'avoir prise, que si je venais de la mettre dans mon estomac. Ma poitrine se remplit de glaires, dont la présence me jette dans un état d'angoisse, et l'expectoration, dans un état d'épuisement.

« Voilà, Monsieur, un tableau raccourci des mes misères, qui sont encore augmentées par la triste certi-

____

(1) Becquerel. Traité d'hygiène publique et privée, p. 793.

tude, que j'ai acquise que le jour qui suit sera plus
fâcheux que le jour qui précède.

« En un mot, je ne crois pas qu'aucune créature humaine ait été affligée d'autant de souffrances que je le
suis. Si la religion ne me retenait, j'aurais déjà terminé
une vie d'autant plus à charge, qu'elle l'est de ma
faute, etc., etc.... »

Tissot raconte qu'il a connu un jeune étudiant de
Montpellier qui, s'étant livré depuis longtemps à l'onanisme, tomba enfin poitrinaire. « Sa toux ajoute-t-il,
était tellement intense, et si fréquente, qu'il incommodait tout le voisinage. La mort a été le châtiment
de ses honteuses pratiques (1). »

L'observation suivante, empruntée à Martin (de
Lyon) (4), nous montre le développement de tubercules
non seulement dans le poumon, mais aussi dans une
articulation, et dans les méninges.

OBSERVATION PREMIÈRE.

« Une demoiselle, âgée de 18 ans, d'une forte constitution, d'un tempérament sanguin, ayant de l'embonpoint et de la fraîcheur, contracta l'habitude de la masturbation.

« Six semaines s'étaient à peine écoulées depuis le
début de ses fâcheuses manœuvres, que les traits de son
visage s'altérèrent : elle maigrit sensiblement, sa peau
se décolora. Elle éprouva des palpitations avec un
resserrement spasmodique de la poitrine, et une toux

(1) Tissot. loc. cit., p. 74.
(2) Martin. Mémoires de médecine pratique. Lyon, 1835.

sèche, qui fut bientôt suivie d'un crachement de sang.

« Elle était triste, abattue, répandait des larmes involontaires.

« Quelques remèdes furent employés sans succès. Les règles se supprimèrent. La maladie s'aggravait. Je soupçonnai l'onanisme comme cause première de tous ces accidents.

« La mère, à qui je m'ouvris, se récria vivement, en me protestant de l'innocence de sa fille qui recevait alors la cour d'un jeune homme, avec lequel elle devait se marier à une époque encore éloignée.

« On lui fit passer quelques mois de l'été à la campagne, où elle eut à souffrir cruellement d'une tumeur blanche du genou, ce qui l'affaiblit beaucoup. Elle était en traitement pour cette maladie quand tout à coup des douleurs de tête très violentes se déclarèrent, accompagnées de vomissements, de fièvre, puis de délire et de mouvements convulsifs. Elle fut en danger. Pendant une nuit, on surprit la malade dans l'exercice de ses manœuvres onaniques. On m'en prévint à ma visite, et je devins peu de temps après le témoin de cette affreuse habitude.

« J'interrogeai cette infortunée ; elle m'apprit qu'elle se livrait à la masturbation depuis dix mois et qu'elle n'avait jamais pu s'y soustraire pendant ses maladies. Je lui adressai des remontrances, et lui promis que j'engagerais ses parents à la marier aussitôt qu'elle serait rétablie. Mes remontrances et mes promesses furent inutiles. Elle se livra avec fureur à sa passion devant ses parents, devant les assistants qui s'occupaient sans cesse de retenir ses mains. J'ordonnai qu'on les

fixât avec des liens. Elle fit alors des mouvements du
corps pour suppléer aux mains qui lui manquaient. On
la retint. Elle entra en fureur, tint des propos obscènes,
et s'abandonna aux imprécations les plus grossières.
Dans la journee, le ventre se gonfla. La nuit, le délire
fut complet, les convulsions devinrent affreuses et la
malade expira bientôt dans le coma. »

J'ai fait remarquer précédemment que les graves
désordres nerveux qui résultent des excès de la masturbation n'apparaissent généralement que beaucoup plus
tard, avec la persistance du vice. Ils semblent pour
ainsi dire couronner la carrière hideuse de ces malheureux.

Les deux observations suivantes viennent à l'appui de
ma proposition, et ne laissent aucun doute sur la véracité du fait général.

OBSERVATION II.

Le nommé Dutinc-Renet (François), âgé de 34 ans,
célibataire, né à Novalaire (Savoie), cordonnier de profession, est entré à l'hôpital de Saint-Eloi (Montpellier),
le 2 juillet 1882, où il se trouve encore aujourd'hui au
n° 9 de la salle Sait-Lazare (service de M. le professeur
Combal).

Après un examen général et minutieux de notre malade, voici ce que nous trouvâmes :

Les deux sommets, surtout le droit, présentent déjà
des signes non équivoques d'excavation pulmonaire. Il
est au moins à la fin de la seconde période de la phthisie.

Nous observâmes en outre que, au moindre mou-

<table><tr><td>Cavalcanti.</td><td>14</td></tr></table>

vement, son cœur était agité par de violentes palpitations : au moindre effort, ses bras se mettaient à
trembler, et il lui était impossible de tenir entre ses
mains un objet quelconque. Il se plaignait de faiblesse
dans les jambes, de chaleur au niveau du creux de l'estomac, de douleurs rachialgiques intenses et de névralgies multiples très variables et changeantes.

« Quelquefois, nous disait-il, au milieu d'une marche
un peu longue, une douleur me prend à la partie inférieure de la jambe gauche, tellement gravative, que je
suis obligé de m'arrêter, dans l'impuissance de faire un
pas de plus. Depuis quelque temps, ajouta-t-il, j'éprouve
une difficulté de mouvoir ma langue, et de parler, ma
vue a beaucoup baissé, et il me semble que je deviens
sourd. »

L'examen extérieur révèle un affaiblissement général extrême, une anémie profonde. Il a beaucoup
maigri ; ses traits sont tirés, son teint livide, ses pommettes saillantes, son regard comme étonné et méfiant,
ses lèvres tombantes et le tronc recourbé en avant. Nous
le fîmes marcher tout le long de la salle. Sa démarche
semblait celle d'un homme ivre : elle était incertaine et
chancelante. Ses jambes, lancées d'arrière en avant,
paraissaient mues par des ressorts, ce qui ajoutait à
l'ensemble des mouvements une certaine brusquerie
que j'ai souvent observée chez les sujets usés par le
libertinage, et l'onanisme en particulier.

La sensibilité générale était à tel point exagérée que
la moindre sensation, le moindre contact le faisait tressaillir.

Après un interrogatoire habile et plein de ménagements, Dutine nous raconta qu'il se livrait encore à la masturbation, et que ce vice, (il l'appelait maladie), durait déjà depuis l'âge de huit ans.

Examen des fonctions génératrices. — A l'état actuel ses organes génitaux présentent un développement assez remarquable : ils sont flasques, ridés, et, chose très commune chez les masturbateurs, le gland énorme dépasse de beaucoup en circonférence, les autres parties de la verge. Une légère pression tout le long du canal de l'urèthre donne lieu à un petit suintement muco-purulent d'une couleur citrine qui tâche le linge, et lui donne une consistance semblable à celle que laisse l'empois. Lorsqu'il se masturbe (dans l'état présent), l'éjaculation du fluide spermatique est réduite à une simple goutte, accompagnée d'émission d'urine qui s'échappe du canal en bavant. « Voyez-vous, m'a-t-il dit, je crois que c'est la peur qui augmente toutes mes souffrances. Lorsque quelqu'un me touche, il me semble que mon corps vient de recevoir une secousse électrique, qui va se terminer dans la verge, et me fait souffrir le martyre (1). »

Depuis l'âge de 20 ans, ce malade a des pertes séminales. D'abord, c'était seulement pendant la nuit, à la suite de rêves érotiques qu'avait lieu la déperdition de la semence génératrice, et cela trois, quatre fois par semaine. Aujourd'hui, non seulement il perd beaucoup de sperme pendant un sommeil sans rêve ni jouissance,

(1) Ce fait n'est pas unique; Alibert (Nouveaux éléments de thérapeut. et de matière médicale, t. II, p. 44) cite le cas d'une femme chez qui, la main de toute personne qui n'était pas de son sexe, posée dans la sienne, produisait une sensation dans le vagin.

mais encore pendant le jour, et par suite du moindre effort.

Antécédents de Dutinc. Résultat de l'onanisme. — D'une constitution très forte, né de parents robustes, et sans aucun antécédent de maladie de poitrine, Dutinc jouissait d'une très bonne santé, et se livrait déjà à l'âge de 8 ans, avec une ardeur infatigable aux occupations qu'exigeait son état.

Malheureusement pour lui, le mauvais exemple d'un enfant du voisinage également cordonnier lui apprit le vice de la masturbation. Il le vit à l'œuvre, l'imita et devint masturbateur.

Après dix ans de masturbation plus ou moins suivie, il commença à se sentir très faible : son appétit auparavant assez bon devenait capricieux ; il avait beaucoup maigri et ses jambes semblaient comme engourdies et impuissantes à le porter ; à la moindre marche, il était pris de palpitations violentes, « son cœur frappait à rompre la poitrine » ; il avait des étouffements, souvent des vertiges, surtout le matin en se levant du lit.

Vers l'âge de 19 à 20 ans, il commença à cracher un peu de sang, sa poitrine s'allongea, et il finit par avoir une hémoptysie très abondante. Il remplit une demi-cuvette de sang. Depuis lors il continua à cracher le sang jusqu'à l'âge de 23 ans. A cette époque il s'aperçut que ses bras devenaient très faibles, et que ses mains, au moindre effort étaient agitées par un léger tremblement qui le gênait beaucoup dans l'exercice de son métier. Plus tard ces accès nerveux commencèrent à se montrer plus fréquents ; un rien, une émotion les faisait apparaître. A 26 ans, il ne pouvait plus se livrer à la confection des souliers. Epuisé par la maladie, tourmenté par d'atroces névralgies, incapable de gagner son pain, il abandonna la Savoie et vint consulter les médecins de Lyon.

Tous les remèdes échouèrent devant la persistance de ses honteuses pratiques. Il n'était plus maître de lui : le vice avait pris le dessus et régnait en despote !

Bref les tremblements des extrémités supérieures, d'intermittents qu'ils étaient devinrent, habituels. Le malheureux Dutinc abandonna alors Lyon, et, d'hôpital en hôpital, il vint finalement échouer dans celui de Montpellier où nous l'avons vu dans un état misérable, et d'où il ne sortira peut-être que mort.

OBSERVATION III.

A. L. Elie, étudiant en sciences, âgé de 19 ans, célibataire, est entré à l'hôpital Saint-Eloi (Montpellier) le 1ᵉʳ juin 1882, et il est actuellement au n° 13 de la salle Saint Lazare (service de M. le professeur Combal).

On constate chez ce jeune homme un état de faiblesse extrême, un amaigrissement profond, un visage qui exprime la souffrance, l'idiotisme et l'épuisement. Sa peau sèche et ridée, est d'un blanc mat, ses pommettes d'un rouge marbré, ses orbites excavées et largement limitées par un cercle d'une couleur bleu verdâtre, ses lèvres flasques, tombantes, son regard hébété et vague, sans expression aucune, sa voie faible et voilée, sa démarche incertaine ; son corps sécrète une sueur d'une odeur fétide et repoussante. Il tousse fréquemment, se plaint de lourdeurs dans la tête, d'un point de coté gauche, et de douleurs entre les épaules.

Examen du cœur. — Les palpitations de cet organe sont tellement fortes, qu'on les entend dans toute l'étendue de la cage thoracique et même de loin. On y trouve un souffle anémique très prononcé.

Examen des poumons. — La percussion et l'auscultation des organes respiratoires nous donnent les renseignements suivants : Matité complète au sommet droit, respiration soufflante, craquements humides. Au sommet gauche, la percussion donne un son obscur, l'expiration est prolongée et saccadée : on commence à entendre en un point limité quelques craquements secs.

On constate en outre en arrière, disséminés dans les deux côtés de la poitrine, des râles ronflants et sibilants et des râles muqueux à grosses bulles. En présence de ces symptômes, nous n'avons pas douté un seul instant que nous étions en présence d'une phthisie déjà avancée.

Antécédents du malade, genre de vie, renseignements des parents. — Nous avons interrogé notre sujet, dans un de ses moments de lucidité et de calme, et nous avons appris que nous étions en présence d'un petit libertin, épuisé par l'onanisme. Il finit en effet par me raconter que depuis l'âge de 12 ans il se livrait très régulièrement à la masturbation.

Destiné par ses parents à la carrière des sciences, Elie fit preuve d'une intelligence peu commune ; et malgré la faiblesse de sa constitution, faiblesse due à ces sortes d'accès, il put néanmoins subir avec succès ses premiers examens, et fut reçu bachelier ès sciences au commencement de sa dix-huitième année. A cet âge il dut abandonner ses études par suite d'impuissance physiquet in eellectuelle.

Sourd aux avertissements de la nature outragée, et d'ailleurs incapable de secouer le joug honteux qui l'enchaînait à sa vile passion, il s'y adonna avec une fureur digne d'un maniaque.

Epuisé finalement par ces excès et par des pertes séminales consécutives, il ne tarda pas à être atteint d'une petite toux de mauvais aloi, accompagnée d'expectoration sanguinolente, puis de sueurs nocturnes abondantes, d'insomnies pénibles, d'un découragement profond. Son appétit l'abandonna, son caractère devint mélancolique, taciturne, bizarre, et il tomba peu de temps après dans un état d'idiotisme presque complet.

Une inquiétude nerveuse s'empara tout à coup de lui : on l'a vu ou se promener toute la nuit dans sa chambre, ou se reposer sur une chaise. Si on l'interrogeait, il refusait de répondre, ou répondait par des paroles incohérentes, par des gémissements sourds, ou simplement par des haussements d'épaule.

Cet état de choses impressionna vivement ses parents, qui, le croyant atteint de folie, décidèrent de l'envoyer le plus tôt à Montpellier, et nous l'avons trouvé à l'hôpital dans cet état que nous avons décrit plus haut.

J'ai pris des informations afin de savoir s'il y avait eu des cas de phthisie dans sa famille : toutes mes recherches ont été pour la négative.

SIGNES PAR LESQUELS ON PEUT DIAGNOSTIQUER LES HABITUDES
ONANIQUES.

b. « Combien de fois, — écrit Réveillé-Parise, — n'a-
t-on pas attribué des maladies résultant de l'onanisme à des causes fort innocentes, aux causes qui
étaient signalées soit par le malade lui-même, qui se
croit intéressé à donner le change sur le mal qu'il
éprouve, soit par des personnes abusées et sans dé-
fiance ! Combien de fois, en ce qui me concerne, me
suis-je abstenu des questions nécessaires que tous les
parents entendent avec déplaisir, que la plupart même
repoussent avec empressement comme un outrage ! »
C'est à cela que le médecin doit faire attention, et, s'il
se croit dans le vrai, c'est pour lui un devoir sacré de
diriger de ce côté ses investigations avec encouragement
et prudence, mais toujours d'une façon énergique et
sérieuse.

Il est vrai, nous le savons, que la masturbation ne se
révèle par aucun signe propre, pathognomonique, et que
le médecin, s'il voulait baser son diagnostic sur un symptôme individuel quelconque, tomberait souvent dans
l'erreur. Mais la masturbation ne s'attaque pas seulement à une partie isolée de notre organisme, mais à
presque tout l'organisme et à ses facultés.; il s'ensuit
que chaque organe peut faire entendre son cri de détresse, chaque faculté sa plainte. C'est au médecin de
les entendre, de les rassembler, de les coordonner. Cet
ensemble de cris et de plaintes, passez-moi l'expression,

est le chemin le plus court et la voie la plus sûre pour
arriver a une certitude presque absolue.

Voici un portrait saisissant, que nous donne Descuret,
des personnes qui se livrent avec excès aux plaisirs solitaires.

« L'expression languissante du visage et son allonge-
ment, la pâleur des lèvres et des joues, la fixité du regard, le gonflement des paupières et leur lividité, l'in-
clinaison de la tête vers la terre, le développement
excessif des organes génitaux, une croissance subite ou
arrêtée, un appétit vorace, un amaigrissement rapide
sans maladie apparente, une démarche mal assurée, la
faiblesse des lombes, des sueurs nocturnes, une urine
trouble ou sédimenteuse, un frisson presque continuel,
une voix rauque, faible ou sourde, la manière de s'asseoir, la position des mains dans le lit ou pendant la
veille, l'amour de l'isolement, la paresse, l'apathie pour
le jeu, l'habitude du mensonge, l'affaiblissement de la
mémoire et de l'intelligence poussée jusqu'à l'hébétude :
tels sont les divers signes dont l'ensemble ne saurait
manquer de reconnaître le masturbateur (1). »

J'ose signaler, à côté de tous ces signes, deux autres
que j'ai toujours trouvés chez les grands masturbateurs,
et qui n'ont pas été assez appréciés par les auteurs,
malgré leur importance; car je ne les ai jamais vus cités
dans aucun ouvrage ancien ou moderne. Je veux parler : 1° du développement considérable du gland par
rapport à la circonférence de la verge, indépendamment
du développement de celle-ci; 2° de cette manière saccadée

_____

(1) Descuret. Médecine des passions, p. 484. Paris 1841.

Cavalcanti.　　　　　　　　　　　　　　　　　15

avec laquelle les tibias sont lancés d'arrière en avant lorsqu'on voit les masturbateurs marcher, et qui semblent être mus par des ressorts. Ces signes sont d'autant plus importants qu'ils ne font presque jamais défaut; je les signale à l'observation des hommes de l'art.

Dans ces derniers temps, le D' Baraduc a lui aussi découvert un nouveau signe, pour ainsi dire certain, du libertinage solitaire. Il n'existe cependant que chez les blessés, les amputés, les fracturés avec plaie et les brûlés, en un mot, chez toutes les personnes qui sont atteintes d'une solution de continuité des téguments.

D'après le D' Baraduc, chez les blessés qui se livrent au libertinage solitaire, on ne tarde pas à voir apparaître sur la cicatrice récemment formée, ou en voie de formation, « un petit bouton, un point blanc jaunâtre peu proéminent, de la grosseur, de la forme et de la couleur d'un grain de millet. C'est une petite vésicule contenant une matière un peu visqueuse qui produit le soulèvement d'un épithélium transparent et de nouvelle formation. Cette membrane se déchire au bout de vingt-quatre heures à trente-six heures, et laisse voir une ulcération irrégulière, à fond grisâtre ou jaunâtre, dont les bords sont presque taillés à pic et restent souvent revêtus de la matière qui occupe le fond de l'ulcéra-tion.... Souvent il existe une seule ulcération sur un point de la nouvelle cicatrice, quelquefois il s'en déve-loppe deux à distance l'une de l'autre, succédant tou-jours à leur vésicule miliaire. Dans d'autres circon-stances on voit, dans le voisinage de l'ulcération, une ou plusieurs granulations miliaires qui se convertissent promptement en ulcérations par la rupture de l'épithé-

lium, sous lequel ou dans l'épaisseur duquel la matière
visqueuse grisâtre ou jaunâtre est déposée. Plusieurs
ulcérations se réunissent alors pour en former une seule
plus étendue, à bords irrégulièrement dentelés, taillés
à pic, s'ils sont dépouillés de la matière visqueuse jaunâtre; mais paraissant inclinés de la surface vers le
fond lorsqu'ils sont revêtus ou doublés de cette matière
qui, en recouvrant le fond et les anfractuosités des bords,
en dissimule ou en marque la configuration réelle.

L'ulcération ou les petites ulcérations disparaissent
assez rapidément, quarante-huit heures suffisent; la
cicatrisation de la plaie se raffermit pendant plusieurs
jours, puis subitement apparaît une nouvelle ulcéra-
ration. Cette intermittence est l'indication d'une sus-
pension, de même que la réapparition des ulcérations
décèle la reprise des manœuvres auxquelles le malade a
l'habitude de se livrer (1).

Deux longues observations viennent appuyer le dire
du Dr Baraduc. Vu leur longueur, nous ne pouvons pas
les reproduire dans notre thèse. Quelques mots maintenant sur l'onanisme conjugal, et j'aurai terminé ce
chapitre.

DE L'ONANISME CONJUGAL.

7. L'onanisme conjugal, ou vice d'Onan proprement
dit, est chose très commune aujourd'hui, et semble
chaque jour vouloir s'étendre davantage parmi les peuples civilisés, surtout en Europe.

(1) Baraduc. De l'ulcération des cicatrices récentes, symptomatiques
de la nymphomanie ou de l'onanisme. Paris, 1872. Cité par Pouillet.

D'après les renseignements que je tiens de mon frère,
le D' J. d'Albuquerque Cavalcanti, professeur au Lycée
impérial de Pernambuco (Brésil), et ancien recteur de
ce même lycée, les fraudes conjugales sont très peu
connues dans notre pays, et encore faut-il se transpor-
ter dans les grandes villes pour y voir ce vice. Nous
pouvons affirmer le même fait pour toute l'Amérique
espagnole, guidés toujours par l'autorité de médecins
ou d'autres personnes instruites de ces contrées. En
France, l'onanisme conjugal est arrivé à son maximum de développement, surtout dans les classes
riches et dans la bourgeoisie aisée (1).

A Montpellier où, depuis l'âge de vingt ans, j'ai fré-
quenté les pauvres, je peux assurer que ce crime est,
du moins, très rare, sinon complètement inconnu. Plus
on s'avance dans l'intérieur des faubourgs, plus on
rencontre des familles indigentes et nombreuses. Sur
dix maisons, huit appartiennent à ces dernières classes
et à la petite bourgeoisie ; comme on peut le vérifier à
l'aide des livres qui se trouvent disposés *ad hoc* dans les
mairies.

Il est certainement du devoir d'un médecin de s'é-
lever contre ces abus regrettables qui tendent à abaisser
l'institution matrimoniale, et à restreindre le nombre
des enfants tout en agissant d'une manière fâcheuse

(1) Dans la discussion à l'Académie de médecine, Broca faisait remarquer que les mariages étaient moins féconds et les femmes plus
malades depuis un certain nombre d'années. Il démontrait, par des
chiffres, que l'accroissement de la population ne venait pas de l'augmentation de la natalité, mais de la diminution de la mortalité causée
par l'accroissement de l'aisance. (Bulletin de l'Acad. de méd., mai 1867,
t XXXII.)

sur la santé des époux. « Chez l'homme, dit le D' Bourgeois, le devoir conjugal accompli physiologiquement,
complètement, laisse après lui un état de bien-être qui
résulte toujours de la satisfaction d'un besoin impérieux.
Mais quand la fonction a été troublée par des préoccu-
pations coupables, l'éréthisme nerveux s'exalte, persiste, s'accompagne d'abattement, de prostration, de
fatigue et surtout d'une teinte de tristesse analogue à
un remords de conscience.

« Par la répétition de ces actes contre nature, il
peut survenir des dérangements dans la santé, des
maladies semblables à celles produites par l'onanisme
solitaire : diverses névroses, l'hypochondrie, l'amaigrissement, l'impuissance, les pertes séminales involontaires, etc., etc. (1). »

M. le D' A. Meyer, qui s'est occupé de ce sujet délicat
avec beaucoup de talent (2), a rapporté plusieurs observations assez intéressantes qui viennent appuyer les idées
de Bourgeois. J'en cite une au hasard :

« Un homme vint me consulter, me disant qu'il se
sentait *s'en aller* de jour en jour, — c'était son expression, — et que ses forces s'épuisaient, quoiqu'il eût son
appétit ordinaire, qu'il digérât avec facilité, et qu'il se
nourrit assez confortablement. Il ajoutait tout de suite
qu'il ne souffrait nulle part, et qu'il ne savait à quoi
attribuer son état. Voici d'ailleurs l'histoire circonstan-
ciée de ce malade.

(1) Bourgeois. Loc, cit., p. 171.
(2) Mayer. Des rapp. conj. considérés sous le triple point de vue de la
population, de la santé et de la morale publique, 6ᵉ édit. Paris, 1874.

« M. B... est âgé de 36 ans. Il exerce la profession de
dessinateur. D'un tempérament nerveux, et d'une constitution originairement robuste, mais actuellement
détériorée, il est marié depuis sept ans, et déjà père de
cinq enfants, tous en vie. Mon attention est immédiatement portée vers la cause probable d'un désordre nerveux dont cet homme porte l'empreinte sur la physionomie. A mes interrogations dirigées dans ce sens, il
me répond que sa femme ayant vu sa santé fortement
ébranlée par une suite de grossesses non interrompues,
et ayant couru le risque de mourir pendant le travail de
son dernier accouchement, il avait résolu avec elle d'en-
tourer leurs rapprochemnnts des précautions les plus
minutieuses, pour prévenir une nouvelle conception.
Cet homme mettait en jeu les raffinements les mieux
calculés de l'onanisme conjugal. Il advenait de ces manœuvres un prolapsus qui tenait le mari dans un état
de demi-syncope, dont la durée s'étendait parfois jusqu'à une heure. La femme, elle-même, était en proie à
des accidents nerveux et à un dépérissement manifeste. Ma prescription fut celle-ci : renoncer complètement aux rapports conjugaux, ou les pratiquer normalement, sous peine des conséquences les plus graves
pour l'un et pour l'autre des époux. Cependant je me
crus autorisé de conseiller à titre de précaution, de
n'approcher sa femme qu'après le douzième jour, à
dater de la fin des époques menstruelles. La science
prouve que du douzième jour après *l'époque*, jusqu'à
une nouvelle menstruation, il y a peu de probabilités
de conception.

J'ai revu ce malade six mois plus tard, et je l'ai trouvé

littéralement transformé. Sa santé était redevenue complète sous l'influence d'une conduite plus régulière. »

« J'ai connu des femmes frêles, dit Bergeret, qui étaient prises d'hémoptysie fréquemment après des approches frauduleuses dont la durée s'était prolongée et avait congestionné fortement les poumons. Plusieurs même se sont quelquefois trouvées dans la nécessité d'interrompre brusquement les rapports sexuels, parce qu'une suffocation, suivie de quintes de toux violentes, faisait bouillonner le sang hors de la poitrine (1). »

Voici une observation très intéressante que nous empruntons à l'auteur cité et qui semble enlever le moindre doute sur l'action de l'onanisme conjugal sur les organes respiratoires...

Jeune et jolie femme de 24 ans, mariée depuis trois ans, sans enfants, elle appartient à un de ces industriels nomades qui errent de ville en ville.

Appelé près d'elle, je lui trouve une phthisie passant du premier au deuxième degré. Voyant de quelle admirable organisation la nature l'avait douée, je lui demande, en présence de son mari, comment il se fait qu'elle n'ait pas eu d'enfants ; j'ajoute que sa santé se serait probablement bien trouvé d'une ou deux grossesses. Elle garda le silence, baissa les yeux, et je crois même avoir vu une larme glisser sur sa paupière. Le mari, gros homme joufflu, à figure caverneuse et ne respirant que le plus bas égoïsme, se hâta de prendre la parole pour me jeter à la tête cette ignoble réponse : *Ah ! monsieur, vous ne savez donc pas que, dans la vie, les*

(1) Bergeret. Loc. cit., p. 133.

enfants ne servent que d'embarras? A ces mots la malade éclata en sanglots: l'émotion la suffoquait; elle fut prise d'un accès de toux si fort qu'elle se mit à cracher le sang à pleine bouche.

D'après ces faits, serait-il impossible que l'onanisme conjugal mis en pratique avec fréquence, put lui aussi réveiller le germe tuberculeux chez les personnes prédisposées ?...

DE LA PROSTITUTION

CHAPITRE TROISIÈME

1. Après avoir étudié le libertinage au point de vue des dangers qui en résultent pour le genre humain, il est logique de le faire suivre de l'étude de la prostitution, à ce même point de vue.

Nous tâcherons de prouver que la prostitution est une des causes les plus funestes de corruption, qu'elle excite la jeunesse aux excès de coït, et qui pis est, aux abus précoces de cet acte; nous terminerons ce chapitre en démontrant, par des arguments nets et précis, que les prostituées sont les propagatrices du virus syphilitique.

LA PROSTITUTION ET LES MŒURS.

2. « Les filles publiques, a dit Restif de La Bretonne, sortent, se promènent; quelques-unes se font remarquer par l'élégance de leur parure et plus souvent encore par l'indécence avec laquelle elles étalent des appas séducteurs; les jeunes imprudents prennent avec elles, même en public, des libertés criminelles, et nos enfants,

Cavalcanti.   16

témoins de ces horreurs, avalent le poison ; il fermente, il se développe avec l'âge, et cette vue dangereuse les conduit à leur perte... La fille d'un artisan, d'un bourgeois même, encore dans cet âge où l'ingénuité native ne lui fait soupçonner de mal à rien, voit une femme bien vêtue que de jeunes *plumets* suivent à la piste, abordent, caressent ; cette fille innocente sent naître un désir de lui ressembler, faible il est vrai, mais qui se fortifiera et lui frayera peut-être un jour la route du désordre. Ce n'est pas tout : des jeunes gens encore sous la férule trouvent par elles la facilité de goûter des plaisirs précoces et de s'énerver avant d'être formés... Pour éviter ce péril, il faut avoir une vertu à toute épreuve, ou manquer de tempérament... Quelle indécence pourtant ! sous le voile d'une demi-obscurité, on ose... Des enfants ont devant les yeux... et l'on s'étonne de la corruption des mœurs dès l'âge le plus tendre (1). »

Le Dr Deslandes, après avoir passé en revue toutes les causes qui pouvaient faire naître les désirs précoces, et par suite les abus de toute nature, termine ainsi son chapitre : « Si des observations accidentelles peuvent, dans les intérieurs les plus moraux, avoir les suites dont il vient d'être parlé, quelle doit être la conséquence du spectacle habituel des mauvaises mœurs ! Leur empire est si grand à cet âge, où l'âme, sans expérience, est toujours prête à s'abandonner aux impressions du moment !

(1) Le pornographe, Londres, 1776, in-8, p. 43 (cité par Parent du Châtelet, t. I, p. 531).

« Par pitié pour la jeunesse, cachez-vous donc, vous, dont l'exemple lui serait fatal ; et vous, magistrats, veillez bien à ce que l'impudeur et le vice ne s'affichent pas sous ses yeux. Je comprends que la prostitution, si repoussante que soit une femme qui loue son sexe comme un portefaix loue ses muscles, soit permise et même protégée, quand elle ne sort pas de certaines limites. Lorsqu'on n'abuse de ses facultés que contre soi-même, il y a usage aux yeux de la loi ; mais, quand la prostitution descend sur la place publique, quand elle y étale son cynisme et y déploie ses provocations ; quand enfin elle expose nos fils et nos filles à connaître en un instant ce que nous leur avions caché avec tant de soin, oh ! alors il y a crime, non seulement de la part des malheureux qui se livrent à un pareil métier, mais de la part de ceux qui, pouvant s'y opposer, ferment les yeux ou l'autorisent (1). »

« Ces femmes là, dit le Sage, ont la parole pleine d'immondices, de lascivité, et de plésirs impurs.

« Sans prudence aucune, elles sortent de leur maison, vont s'asseoir sur un banc, aux lieux fréquentés de la cité, afin de pouvoir attirer ceux qui passent par cette route.

« Or, ces femmes sont un poison plus amer que la mort ; elles sont comme le filet des chasseurs, comme la flèche qui transperce le cœur.

« Mon fils, ajoute-t-il, retire-toi, tant que tu pourras, des fallacieuses paroles de la femme perdue.

« Car ses lèvres, en apparence, distillent le miel en

____

(1) Deslandes. Loc. cit., 512.

parlant, sa gorge est plus douce que l'huile, en flattant ;
mais prends garde que tout cela ne tende qu'à la des-
truction.

« La fin de ses propos emmiellés, et de ses douces
gorges, est plus amère que l'absinthe, et sa langue,
disserte à décevoir, est plus à craindre et plus dangereuse qu'un couteau tranchant à deux côtés.

« Elles ne marchent point dans le vrai sentier de
la vérité, ses pas sont vagues, impénétrables (investi-
gabiles), on ne saurait les sonder... Tiens-toi donc à
distance. »

C'est pour vous, jeunessse imprudente, que le Sage
transmet tous ces conseils, tous ces avertissements salutaires ; vous qui, aveuglés par les passsions charnelles,
surexcités par les regards insidieux de ces femmes, par
leur sourire plein d'astuce et de ruse, encouragés par
la facilité de la chose et par le mauvais exemple de
libertins plus âgés, vous laissez traîner dans cette voie
glissante, dangereuse, trompeuse, mais, au dire de
Cicéron (1), semée de fleurs qui cachent des abîmes !
C'est là que s'engage notre jeunesse d'aujourd'hui ; c'est
sur cette route perfide qu'elle sème et sa santé, et son
honneur, et sa vie !

J'ai connu à Montpellier des enfants de 14 à 15 ans,
qui fréquentaient déjà des maisons de tolérance de la
pire espèce. Ils allaient dans ces lieux où vont généralement les soldats et où l'on paye 1 franc, ou moins
encore, et là dépensaient le peu d'argent que leurs
parents leur donnaient le dimanche.

(1) Cicéron. Pro Cœlio, c. 17.

Des libertins plus âgés, vieilles connaissances de ces bouges infectes, leur servaient d'intermédiaires auprès des maîtresses de maison, qui s'empressaient de les recevoir malgré les ordonnances de police.

Voilà à quoi s'exposent vos enfants, pères de familles ! Une fois qu'ils auront connu les charmes trompeurs de ces femmes éhontées, ils ne sortiront plus de leurs filets.

Vous les verrez, étourdis, s'enfoncer de plus en plus dans la fange, cherchant chaque jour des plaisirs nouveaux, de nouvelles sensations, fuyant votre société pour chercher ailleurs, dans les bras d'une prostituée, l'oubli de ses devoirs. Ils ne vous écouteront plus désormais :... Maudissez la prostitution, maudissez aussi votre insouciance et votre laisser-aller !...

« C'est dans cette voie, s'écrie Sénèque (1), que s'engourdissent, s'énervent, s'endorment des jeunes âmes, des cœurs ardents destinés à procurer le bien de la patrie, appelés à l'amour du bien et du beau, et aux grandes actions. Leur vie va se passer à chanter, à danser, à rouler dans leurs doigts les cheveux des femmes, à étudier les inflections de voix féminines pour les imiter, à tenir des conversations obscènes, à s'éloigner du bien pour s'adonner au vice !.. Où donc trouvera-t-on un homme parmi cette jeunesse ? »

« J'ai vu, dit Lamennais, et le souvenir m'en restera toujours présent, j'ai vu de ces malheureuses victimes des plaisirs des sens, offrir à la fleur de l'âge la dégoûtante image d'une complète décrépitude. Le front chauve, les joues hâves et creuses, le regard plein d'une

(1) Sénèque. Lib. I, Controv. pref.

tristesse stupide, le corps chancelant et comme courbé sous le poids du vice, épuisés de vie, de pensée d'amour, déjà hideusement en proie à la dissolution ; à leur aspect, on croyait entendre les pas du fossoyeur se hâtant de venir enlever le cadavre (1). »

Si les jeunes gens pouvaient seulement penser au résultat final de leurs excès, s'ils pouvaient regarder au delà de ce sombre rideau de passions fougueuses, qui obscurcit leur raison et empêche de voir clair dans leurs actions, oh ! ils ne confieraient certainement pas leur corps à ces femmes au cœur pervers, surtout de loin le poison engourdissant des envies sensuelles, et dont le contact seul suffit pour paralyser la volonté.

« On sait, dit l'auteur *de la jouissance de soi-même*, combien les traces livides de l'amour sensuel flétrissent notre plus brillante jeunesse, et combien il est rare aujourd'hui de trouver des personnes du monde exemptes de cette malheureuse contagion. Il faut payer le plaisir d'un instant par des douleurs cruelles et par des remèdes plus terribles que les douleurs mêmes.

« Chaque goutte de sang vient reprocher à l'homme corrompu la prostitution qu'il a faite de son corps en lui causant les maux les plus aigus ; et l'âme, comme décousue et presque en léthargie, ne peut se réveiller de son assoupissement... Tels sont les fruits de cette passion que nous nommons *amour charnel* (2). »

Voici de quelle façon s'exprime un savant hygiéniste au sujet de l'influence de la prostitution sur la santé

(1) Lamennais. Essai sur l'indifférence, t. I.
(2) De la jouissance de soi-même, t. I, in-12. Amsterdam, 1769.

publique : « On peut attribuer, dit-il, à la facilité de
mœurs des classes qui fournissent les prostituées, et à
l'exercice de la prostitution elle-même, de graves et
sérieuses conséquences. En premier lieu, elle favorise la
jouissance prématurée des plaisirs vénériens chez les
jeunes gens ; de l'exercice à l'excès il n'y a qu'un pas,
et nous savons quelles peuvent être les conséquences
fâcheuses de l'abus du coït. Cet abus débilite la constitution des adolescents, les détourne d'occupations
plus sérieuses, et les rend impropres à procréer plus
tard des enfants robustes (1). »

« Sait-elle bien ce qu'elle fait, s'écrie le Dr Bourgeois,
cette jeunesse si ardente, si pleine de sève, qui se jette
tête baissée et en aveugle dans ces receptacles ignobles de vices, pour y savourer à la hâte de grossières
sensations de la chair?...

« Sait-elle qu'elle étouffe en leur germe les généreux
instincts de son âme, qu'elle abrutit les nobles aspira-
tions de son intelligence, qu'elle use ses forces, empoisonne son sang, ébranle sa santé?

« Sait-elle que plus tard, lorsqu'elle cherchera dans
le mariage le calme et le repos, elle sera dévorée de
remords, en voyant sa progéniture flétrie et tachée
d'indélébiles stigmates, résultats inévitables des désordres passés?...

« Jeune homme, apprends d'abord ce que coûtent les
plaisirs équivoques de la débauche. Puis, risque toi, si
tu l'oses (2) !... »

J'ai connu à Paris un jeune étudiant qui, se

_____

(1) Becquerel. Loc. cit., p. 842.
(2) Bourgeois. Loc. cit., p. 133.

trouvant tout à coup soustrait à la surveillance pa-
ternelle, et en même temps entouré de toutes ces
femmes perdues qui pullulent dans chaque coin de la
capitale, se livra avec tant fureur aux plaisirs libidineux, que, à l'âge de 18 ans, il se trouva presque
impuissant. Il fut donc forcé, et pour cause, de renoncer
à ces honteux excès, non sans avoir toutefois, mais inutilement, essayé de satisfaire sinon le besoin physique,
du moins ces habitudes vicieuses. Comment voulez-
vous que des êtres semblables puissent remplir les devoirs que leur impose l'institution conjugale, lorsqu'ils
seront plus tard appelés à procréer des enfants, des
soldats capables de soutenir une épée pour la défense
de leur patrie?...

Que de fois n'ai-je pas vu à Paris de ces misérables
femmes proposant à des jeunes gens, presque des enfants, de ces choses ignobles dont la seule pensée fait
rougir de honte; et cela pour la modique somme d'un
franc, de moins encore! Et dire que l'on trouve des
gens qui crient contre les visites sanitaires, contre l'ar-
restation et l'inscription de ces corruptrices de notre
jeune société, et qui s'étonnent que la jeunesse soit si
incapable, si peu intelligente, et surtout si pervertie.

Détruisez plutôt ces exemples funestes ; guérissez-
nous de cette immonde plaie que l'on rencontre à chaque pas, à chaque coin de rue, partout sur nos prome-
nades publiques, dans les endroits les plus fréquentés
de la ville, et je commencerai à croire que l'avenir de
nos enfants sera meilleur, et qu'ils seront surtout plus
vertueux et plus robustes !...

LA PROSTITUTION ET LA SYPHILIS.

3. Parmi les conséquences les plus funestes de l'existence de la prostitution, on doit signaler la propagation de la syphilis sous toutes ses formes. « On ne peut douter, dit Becquerel, que ce ne soit la prostitution qui propage cette maladie et empêche le nombre des individus atteints de diminuer. »

Malgré toute la vigilance de notre police sanitaire, la santé de la jeunesse est presque toujours en dangers, chaque fois qu'elle se trouve en contact avec les filles de joie, même dans les maisons de tolérance.

Combien de fois les médecins préposés au service sanitaire de ces maisons ne laissent-ils pas en liberté des femmes infectées, par la simple raison qu'ils n'ont pas pu découvrir en elles les traces du chancre infectant?....

Qu'est le chancre à sa période initiale?

« Si peu de chose, dit M. Fournier, que je puis sans exagération le qualifier de la façon suivante : la plus petite, la plus superficielle, la plus bénigne, la plus insignifiante de toutes les érosions possibles. Ce n'est pas quelque chose, pour ainsi dire; c'est moins que rien. A ce point que la première fois, ou les premières fois qu'on est appelé à constater le chancre sous cette forme et à cet âge, on y est toujours trompé. »

Qu'est-il plus tard? — Une petite érosion reposant sur une base épaissie.

Plus tard encore, à son summum de développement?

(1) Fournier. Leçons sur la syphilis, p. 83.

Cavalcanti.   17

— Une plaie limitée, en général simplement érosive, indolente, sans tendance à s'éteindre non plus qu'à se se creuser ; quelque chose comme un herpès élargi, quelque chose comme le plus superficiel et le plus bénin des traumatismes.

Puis enfin, cette érosion se répare, se cicatrice. Et tout est dit. C'est là tout... Le chancre est cela et rien de plus (1). »

On me dira que presque toujours la probabilité d'une lésion syphilitique est, dans ces cas difficiles, révélée à l'expert par l'engorgement ganglionnaire. Sans vouloir nier ce fait, je me demande si cet engorgement est chose habituelle et infaillible. Combien de fois ce phénomène consécutif et concomitant ne manque-t-il pas ?...

Horteloup, en prenant au hasard cinquante malades dans les salles de l'Hôpital du Midi, trouva les proportions suivantes :

	Non syphilitiques.	Syphilitiques.	Total.
Avec adénite pelvienne........	9	7	16
Sans adénite pelvienne............	16	18	34
	25	25	50

Jullien, à ce sujet, s'ex prime avec beaucoup de réserve. Voici sa manière de voir : « Sans nous prononcer sur un point qui exigerait de plus nombreuses observations, nous faisons remarquer que l'engorgement des ganglions iliaques n'est point rare chez les sujets sains, ou tout au moins dépourvus de tout symptôme syphilitique... J'ajoute plus loin : à quelles réserves n'est-on

____

(1) Voir à ce sujet James Lane. Harveïan Society. — Vidal, Langlebert, Merchior et Robert. Sur le diagnostic du chancre infectant.

pas tenu? à combien de causes d'erreur les plus expérimentés ne sont-ils pas exposés!... »

Mais supposons que le diagnostic ne présente aucune difficulté. La femme infectée arrive à la visite : le médecin du service sanitaire s'aperçoit, au premier coup d'œil, du corps de délit, et l'envoie au dépôt. — La voilà donc hors de l'exercice de son métier et par conséquent dans l'impossibilité de propagér le virus.

Mais qui nous dit que ce chancre que nous voyons aujourd'hui pour la première fois n'a pas paru dès le lendemain de la première visite! — C'est la chose la plus naturelle du monde. — Il est donc aisé d'affirmer que cette femme infectée a pu contaminer une multitude d'hommes pendant l'intervalle des deux inspections réglementaires. — Il en est presque toujours ainsi : le hasard seul pourrait placer sous les yeux du médecin, soit un chancre syphilitique, soit une toute autre lésion venant d'éclore, au moment même de la visite.

Mais revenons à la femme qu'on vient d'enfermer dans le dépôt, supposons qu'elle ne présente plus aucune trace du chancre infectant, et que les phénomènes secondaires aient complètement disparu. On signe son billet : elle s'en va, guérie, du moins en apparence, et recommence à mener la même vie qu'auparavant, à se livrer aux mêmes excès journaliers.

Eh ! bien, je soutiens que le contact de cette fille continue à être dangereux pour le public, et je vais le prouver.

Il est reconnu aujourd'hui par tous les syphiligraphes que les phénomènes secondaires ne se bornent pas à une seule apparition, du moins pour la syphilis de

moyenne intensité. Ces éruptions vénériennes, toujours
contagieuses, arrivent par poussées, à intervalles plus
ou moins longs, et par suite des moindres excès; Les
émotions morales, l'alcoolisme et l'absinthisme peuvent
les occasionner et les réitérer plusieurs fois.

Diday raconte qu'un mari ayant contracté, à la même
époque que sa femme, une syphilis en apparence d'é-
gale intensité, la femme, quoique d'un tempérament
lymphatique, se débarrassa promptement des accidents, tandis que le mari, obligé de voyager pour ses
affaires, et absorbant une grande quantité de liqueurs
de toutes sortes, resta sous le coup de la maladie, qui
se perpétua sous forme de poussées successives et rebelles (1).

« Certains malades, dit Jullien, après avoir présenté
les symptômes de la syphilide roséoleuse, même la plus
légère, conservent souvent une singulière susceptibilité de la peau. Après une douche de vapeur ou une im-
mersion plus ou moins prolongée dans une eau simple
ou additionnée de substances médicamenteuses, des
marbrures se dessinent et semblent momentanément
faire renaître les anciennes lésions... Il n'est même pas
très rare qu'une congestion aussi éphémère donne lieu
à une véritable poussée de récidive (2). »

On a observé depuis longtemps que toutes ces éruptions, quoique généralisées, avaient cependant une
plus grande tendance à apparaître de préférence dans
les endroits travaillés par une inflammation quelconque

(1) Consultez à ce sujet les écrits do Bassereau, de Moore, de Lancereaux.
(2) Jullien, Maladies vénériennes, p. 683.

ou habituellement très congestionnés: « C'est que la rougeur persistante de ces parties offre un plus large accès au sang contaminé et, pour ainsi dire, une capacité virulente plus considérable (1). »

D'après ces faits, que nous renforçons des nombreuses observations de Bazin, Cazenave et Petit, nous n'avons aucune crainte d'affirmer que la femme renvoyée guérie (au moins en apparence), dans sa maison de débauche, ne tardera pas à faire de nouvelles victimes.

L'exercice continuel et forcé que les organes génitaux supportent toute la journée et à chaque instant du jour n'est-il pas une raison suffisante pour déterminer l'irritation ou dü moins une congestion violente et permanente de ces mêmes organes? Qu'est-ce qui résulte, en effet, de ce phénomène de congestion, aidé par les habitudes d'alcoolisme si communes à toutes ces femmes?...

Il est facile de concevoir que les éruptions syphilitiques commenceront d'abord par les organes génitaux avant de se montrer par tout le corps. Et, comme les plaques muqueuses suintantes sont aussi virulentes que le chancre lui-même, on peut aisément affirmer que, avant l'époque où la femme contaminée a été éloignée du contact *des habitués*, un immense danger a plané sur leur tête, si déjà (qui pis est) ils n'ont point absorbé le poison fatal qni minera leur existence entière.

Il y a peu de temps, un jeune étudiant vint me consulter en ami sur le caractère de certains chancres qu'on lui avait communiqués dans une maison de tolérance de

(1) Jullien. Loc. cit. ibid.

Marseille. — J'ai examiné avec soin les divers chancres qui couvraient le fourreau de sa verge et l'aine, et j'ai posé le diagnostic de chancres syphilitiques multiples. Mon assertion fut juste ; car, quelques jours après sa visite, il écrivait à un de ses amis pour lui faire part de l'apparition des accidents secondaires. Pauvre jeune homme : déjà syphilitique à 19 ans ! Oh ! le cœur du médecin ne peut que souffrir à l'aspect de tant de ravages produits par de simples imprudences, par un moment de plaisir éphémère qui sera plus tard l'origine de tant de maux !

Combien d'autres exemples semblables ne pourrais-je pas citer ! — C'est une chose malheureusement si commune, les faits sont par eux-mêmes si manifestes, qu'il serait oisif de vouloir les décrire.

Parent du Châtelet, qui s'est occupé avec un si grand talent de la prostitution et des moyens d'en écarter les dangers, s'exprime ainsi au sujet de l'*innocuité* des femmes de maison : « Au premier abord, tout semblerait faire croire que les filles qui appartiennent aux *dames de maison* étant, en général, mieux choisies, plus surveillées, plus souvent et plus attentivement visitées devraient présenter plus de garanties que le reste de cette population ; cependant nous observons tout le contraire, ce qui s'explique aisément par les connaissances des mœurs et des habitudes particulières à ces femmes dans les différentes positions où elles se trouvent (1). »

D'après M. Schperk, médecin de la police des mœurs

(1) Parent du Châtelet, t. I, p. 680.

de Saint-Pétersbourg (1), les filles de joie dans les maisons de tolérance sont recrutées parmi les mineures. Dans les premières années de leur internement, ajoute-t-il, toutes ces infortunées sont fatalement vouées à la syphilis.

J'ai donc raison de prémunir la jeunesse du danger qui l'entoure dans ces tristes réceptacles. Elle ne m'écoutera peut-être pas ; mais, du moins, j'aurai accompli mon devoir de médecin.

Voici, pour en finir avec les maisons de tolérance, une petite statistique que nous empruntons à MM. Fournier et Puche, et qui suffit pour nous donner une idée claire de l'*innocuité* des filles publiques surveillées et visitées.

Sur 867 vénériens, interrogés par eux, on trouve que :

```
    625 avaient été contaminés par des filles publiques.
    100 par des ouvrières.
     46 par des prostituées clandestines.
     52 par des femmes entretenues.
     24 par des femmes mariées.
     20 par des domestiques.
Total...  867
```

4. S'il en est ainsi pour les prostituées qui dépendent de la police sanitaire, que dirons-nous de la prostitution clandestine !

« On entent par prostitution clandestine, dit Parent du Châtelet, celle qui s'exerce dans l'ombre, qui fuit l'éclat et la publicité, qui se cache sous les formes les plus variées, et qui ne se soutient que par la ruse, la fourberie et le mensonge. Cette sorte de prostitution, dont une foule de personnes ne soupçonnent pas même

(1) Schperk, Annuaire d'hyg. publique et méd. lég., p. 44, 1875.

l'existence, est, sous le rapport des mœurs et de son
influence pernicieuse, bien autrement grave que la
prostitution publique; c'est elle qui corrompt et perver-
tit l'innocence et qui, revêtant les apparences les plus
honnêtes, paralyse l'autorité, la brave à chaque instant,
et propage impunément la contagion la plus affreuse et
l'immoralité la plus grande... C'est par le moyen de la
prostitution clandestine que la syphilis perpétue et propage ses ravages.; par elle encore sont rendues ineffi-
caces beaucoup de mesures des plus sages de l'administration... Cette propagation de la syphilis, par les
moyens de la prostitution clandestine, est tellement
réelle, que les femmes qui tiennent ces maisons en ont
elles-mêmes été frappées.

« Je les ai vues amener au bureau central des hôpitaux, ces jeunes filles, en plaignant leur sort, et les
représentant comme victimes de coupables tentatives.
Si elles ne les font pas entrer dans un hôpital, elles de-
mandent les instructions nécessaires pour les soigner
chez elles ; mais le plus grand nombre, par la crainte
d'être découvertes, s'adressent tantôt à un médecin,
tantôt à un autre, et cachent de cette manière, plutôt
qu'elles en guérissent, des affections qui restent presque
toujours transmissibles ; mais, dans tous les cas, la
maladie n'est soignée qu'à la dernière extrémité (1). »

M. le Dr Mauriac, médecin de lh'ôpital du Midi, s'est
livré pendant 18 mois à une étude de statistique, en
notant chaque fois les principales circonstances relati-
ves aux femmes qui avaient causé l'infection des vénériens. Pendant l'année de 1869 et le premier semestre

(1) Voyez Parent du Châtelet. Loc. cit. (Prostit. clandestine).

de 1870, le nombre des malades consultants a été
de 5,008; la source de l'infection a pu être déterminée
dans 4,745, se répartissant comme il suit :

```
4.013 malades contaminés par des insoumises.
 480       —         par des filles en carte,
 302       —    ·    par des filles en maison.
Total...  4.745
```

Ce n'est pas tout : sur 1,741 syphilitiques soignés
à l'hôpital du Midi, en 1869 et pendant le premier semestre de 1870, le même D' Mauriac a pu obtenir
1,633 fois des détails assez précis sur les femmes avec
lesquelles ils avaient contracté leur maladie. Voici du
reste le résultat de ses recherches :

```
1.414 malades avaient été contaminés par des insoumises.
 139       —          —      par des filles en carte.
  80       —      ·    —      par des filles en maison.
Total..  1.633
```

Nous croyons inutile de prolonger davantage cette
discussion déjà assez précise, et nous terminerons ce
chapitre par les conclusions suivantes :

1° La prostitution excite la jeunesse aux excès de coït
et à la précocité de cet acte.

2° Les prostituées sont les propagatrices du virus
syphilitique.

Nons avons déjà vu dans le premier chapitre « du
libertinage » quelle influence les excès génésiques
exerçaient sur le développement de la phthisie. Nous
verrons dans la dernière partie de notre thèse que la
syphilis est une des causes les plus redoutables de cette
terrible maladie.

La prostitution peut donc être réputée une cause ré-
mote de phthisie pulmonaire.

Cavalcanti.   18

TROISIÈME PARTIE

DE LA SYPHILIS

« La vérole est un fumier qui favorise l'éclosion
de tous les germes diathésiques. »

GUÉNEAU DE MUSSY.

1. Que la syphilis soit une maladie d'origine moderne
ou ancienne (1), qu'elle soit née en Italie ou en Amérique, peu nous importe au point de vue clinique. Ce
qu'il y a de certain, c'est que ce fleau est partout dans
l'univers, et que le nombre de ses victimes en est immense.

Rien de pire que la syphilis a pu être produit par ce
mélange de passions honteuses qui ont efféminé notre
espèce, et qui continuent à nous abâtardir, aujourd'hui
encore, avec d'autant plus de succès que le terrain est
moins ferme et moins résistant.

Rien de pire que ce mal redoutable, dont les ravages

(1) B. Bell, Cazenave, Rainaud et Littré, ont prétendu que la maladie
vénérienne existait chez les anciens. Ils ont rassemblé de nombreux documents, depuis le Lévitique de Moïse jusqu'aux auteurs du xve siècle, où il est donné une description assez exacte des symptômes com-
muns à la syphilis. Ce ne fut cependant que vers le xve siècle que cette
maladie devint général en Europe.

n'ont pas de rémittence et qui frappe de préférence la plus belle partie de la population, — la jeunesse, — cet élément de force, d'espoir et de richesse des nations.

La syphilis vient s'emparer de cette population au moment même où elle commence à vivre, où d'après les lois naturelles et sociales, elle se trouve en état de procréer des êtres vigoureux : et, si elle ne rend pas cette population stérile, les malheureux enfants qui en naîtront payeront cher l'inconduite de leurs pères.

Ils viendront au monde, pour ainsi dire, déjà vieux et décrépits, et le plus léger souffle suffira pour les anéantir.

Si encore l'individu contaminé restait séparé de la société ! mais il est libre de porter ailleurs le poison qui sature son organisme entier, et de le propager partout où il voudra aller. « L'innocence et la vertu la plus pure, a dit Parent du Chatelet, ne sont pas dans nos sociétés modernes à l'abri de ce fatal poison : que de nourrices mercenaires, que d'épouses vertueuses, que de pauvres jeunes filles séduites, que d'enfants à la mamelle, en sont tous les ans cruellement attaqués ! »

Au Brésil, il existe encore un préjugé parmi les classes ignorantes, et surtout parmi les prostituées, à savoir que l'unique moyen de se débarrasser du mal vénérien est de le faire passer à un enfant. Ces misérables semblent parfaitement convaincues de l'efficacité de ce procédé thérapeutique, et cherchent toujours, dit-on, l'occasion de le mettre en usage. Il est inutile d'insister sur ces faits, et sur les dangers réels qui peuvent en résulter pour notre jeunesse folle de plaisirs libidineux, et dépourvue de toute expérience,

Combien n'ai-je pas vu de jeunes gens qui arrivaient
dans nos facultés, pleins de vigueur, pleins de force, la
santé peinte sur le visage, l'intelligence vive et éveillée,
tomber peu de temps après sous l'influence de la syhhi-
lis au dernier degré de misère physiologique. La maladie les rendait affreux à voir ! Tout couverts de boutons
cuivrés, la tête presque complètement chauve, le teint
hâve, les traits tirés, les joues creuses, l'esprit languissant et abattu, ils osaient à peine paraître en public.

Oh ! je me demande vraiment si un simple égarement
de l'âge a pu mériter une telle punition !..

Si au moins la crainte de semblables châtiments pou-
ait arrêter le jeune imprudent, et lui faire rebrousser
chemin ; mais il n'en est rien. « Supposons un instant,
dit Ch. Loude, que la crainte des maladies retienne
quelqu'un sur la porte d'une prostituée, cette crainte, si
elle est seule, arrêtera-t-elle chez lui la fougue de l'imagination, et l'impétuosité des désirs ? Non, assurément
pour ne point s'écarter du chemin de la vertu, il faut
que l'homme soit conduit par des motifs tout autrement
énergiques, et qu'il acquière sur lui un empire que ne
procurera jamais la crainte d'une souffrance que
d'ailleurs beaucoup de chances donnent l'espoir d'éviter (1). »

C'est cette chance qui est cause de tant de malheurs,
c'est elle qui fournit à la jeunesse ces arguments trompeurs ui finissent par obscurcir leur intelligence et la
pousser plus avant dans l'abîme. Une fois prise dans

(1) Voy. Nouveaux éléments d'hygiène, par Ch. Loude, t. I, p. 132.
Paris, 1847.

ce piège infernal, rien né peut la délivrer : la vie de ces
jeunes gens deviendra désormais un foyer de remords,
leur corps portera pour toujours le stigmate de la honte
et toutes leurs larmes ne pourront jamais effacer ce souvenir cuisant d'un moment de folie.

LA SYPHILIS ET LE SYPHILITIQUE.

2. Je n'ai point pour but de faire ici une étude complète des maladies vénériennes. Après avoir étudié jusqu'à présent l'amour et le libertinage sous toutes leurs
formes comme causes possibles de phthisie, du moins
chez les individus prédisposés, nous avons cru devoir
terminer ce travail par la syphilis envisagée au même
point de vue, d'autant plus que cette maladie n'est autre chose qu'un résultat presque fatal des diverses modifications de l'amour physique.

Nous nous efforcerons donc de prouver que la vérole est une puissante cause de phthisie, non seulement
par son action déprimante sur l'organisme tout entier,
mais aussi par les manifestations locales de nature
irritante qui peuvent survenir du côté des poumons.
Nous terminerons enfin notre tâche par quelques mots
sur la syphilis dans la famille et la syphilis héréditaire.

« La vérole, a dit Ricord, est un branlebas dans l'é-
conomie, un branlebas susceptible d'exciter les vices
organiques, d'éveiller toutes les diathèses en puis-
sance. »

Une fois absorbé, le virus syphilitique se généralise
avec une rapidité vertigineuse, et ne tarde pas à contaminer l'organisme tout entier. Les phénomènes ex-
ternes, caractérisés par les modifications plus ou moins

graves des téguments superficiels, sont presque aussitôt accompagnés de troubles autrement graves du côté des organes internes, dont la nutrition ne tarde pas à s'altérer profondément.

Le sang, ce fluide vital, ce régulateur des forces et de la santé, est un des premiers éléments qui commence à souffrir du contact du virus vénérien. D'après les expériences de Ricord et de Grassi, il serait modifié dans sa constitution intime, et prendrait l'aspect du sang des chlorotiques : il y aurait en outre une diminution considérable des globules rouges (1).

Voici le résumé des cinq expériences très concluantes :

	EAU.	GLOBULES.	ALBUMINE.	FIBRINE.
Homme sain (Dumas)............	790	127	70	3
— (Becquerel-Rodier).	779	141	69	2
Homme syph. (chancre induré).	796	95	104	3
— —	797	94	106	3
— —	797	76	123	2
— —	789	90	115	4
— —	815	55	126	3

Le résultat très manifestement démontré par Grassi a été récemment (1876) confirmé par les intéressantes recherches de Witbouchiwtch (de Moscou). Cet auteur, voulant étudier les effets des préparations mercurielles sur la composition du sang, a commencé par s'assurer de l'état de ce liquide, avant l'administration du remède pendant la période du chancre. Nous résumons ici cette partie de son travail.

(1) Dans la chlorose les globules rouges sont altérés ; ils sont pâles, décolorés, ce qui tiendrait à une diminution de l'hémoglobine ou matière colorante (Duncan). Le sang est très clair, séreux, tous les tissus sont pâles.

MODIFICATIONS DU SANG PENDANT LA PÉRIODE PRIMITIVE DE LA SYPHILIS :

Dix cas. — Observations de M. Wilbouchewitch.

ÉTAT DU SUJET A OBSERVER	NOMBRE des globules rouges.	NOMBRE des globules blancs.	NOMBRE. des globules rouges pour un blanc.
Homme sain.............	de 4.200.000 à 6.477.000	de 6.900 à 8.550	de 603. à 757
HOMME SYPILITIQUE (chancre induré).			
1re numération...........	4.170.000	9.000	421
2e num. (trois jours après ..	5.510.000	10.000	437
1re numération...........	5.282.000	13.900	380
2e num. (quatre jours après).	3.864.000	11.550	336
1re numération...........	4.330.000	10.000	433
2e num. (trois jours après...	3.908.000	12.800	325
1re numération...........	5.040.000	6.950	725
2e num. (trois jours après)..	4.269.000	5.600	762
1re numération...........	4.392.800	8.800	565
2e num. (quatre jours après).	3.960.600	7.000	565
1re numération...........	4.614.000	13.900	332
2e num. (trois jours après).	3.614.000	10.800	347
1re numération...........	6.338.400	6.950	912
2e num. (quatre jours après).	4.297.800	7.000	612.
1re numération...........	3.950.600	7.900	564
2e num. (quatre jours après).	3.600.300	7.600	473
1re numération...........	4.886.400	11.200	436
2e num. (six jours après)...	4.200.800	13.600	308
1re numération...........	4.300.600	8.000	537
2e num. (trois jours après ..	3.600.400	11.200	321

« Si nous calculons séparément, dit Jullien (à qui nous empruntons tous ces détails), les moyennes fournies par ces deux séries de numérations, nous obtenons pour les premières, en ce qui concerne les globules rouges, 4,731,360, et pour les secondes 4,092,490, soit une diminution de 638,870. Inversement, le chiffre absolu des globules blancs s'est élevé de 96,600 à 97,160, ce qui porte leur accroissement à 550 : soit un globule blanc pour 488 globules rouges, au lieu de 1 sur 530, proportion que donne la moyenne des premières numérations. »

Cette déglobulisation du principal agent de la nutrition serait, à elle seule, capable d'amener un état cachectique redoutable ; car, on sait que les globules rouges sont ceux qui puisent de l'oxygène dans les poumons, et le transportent dans les différents tissus, en échange de l'anhydride carbonique, qu'ils viennent exhaler sur la muqueuse pulmonaire. Si leur nombre diminue, l'apport de l'oxygène « ce pabulum vitæ » sera moindre, et la nutrition des divers tissus sera languissante, ce qui donnera lieu à une foule de troubles fonctionnels d'abord caractérisés par des désordres des organes de la circulation, tels que : l'irrégularité des battements cardiaques, palpitations, bruits de souffle à l'origine des grands vaisseaux, et le long des troncs volumineux, pâleur de la face, altération des traits, épistaxis, quelquefois œdème des membres inférieurs. Viennent ensuite les conséquences fonctionnelles de la dyscrasie : défaut de nutrition et par suite malaise général, anhélation, inappétence, embarras gastrique, perte, faiblesse des muscles qui sont toujours sous l'in-

fluence de la fatigue; enfin des troubles nerveux :
· éblouissements, vertiges, tintements d'oreille, tendance
à la tristesse, insomnies, céphalée, céphalée surtout
temporo-frontale; douleurs diverses, les unes musculaires simulant le torticolis, la pleurodinie ou le lom-
bago, les autres concentrées autour des articulations,
ou repandues le long des os cylindriques, phénomènes
qui ne sont, suivant l'expression connue de Romberg,
que le cri de détresse des nerfs implorant un sang plus
généreux (1).

Cette faiblesse constitutionnelle produite par la pé-
· nurie globulaire du fluide vital augmente d'autant plus
que le liquide sanguin devenu paresseux, par suite des
modifications que le virus syphilitique lui a fait subir,
ne peut pas se reconstituer lui-même, attendu qu'il a
perdu en partie son pouvoir absorbant et pour ainsi
dire assimilateur.

D'après Kuss et Duval, les villosités intestinales, point
de contact des matières à absorber, possèdent chacune
un lacis de vaisseaux sanguins placés dans toute leur
épaisseur, mais surtout vers la superficie, et arrivant
presque en contact avec l'épithélium. Au milieu de la
villosité, se trouve un canal central, extrémité d'un
chylifère qui va s'épanouir vers le sommet du corps de
la villosité. Or il est évident, ajoutent-ils, que le courant sanguin, placé très superficiellement, est le mieux
disposé pour absorber ce que lui livre l'épithélium :
aussi admet-on généralement que c'est par le sang que
sont entraînées la plupart des matières absorbées, et c'est

(1) Voyez Jullien. Loc. cit., p. 609.

Cavalcanti.   19

en effet dans la veine porte que l'on retrouve les pep-
tones et les glycoses.

On ne peut pas dire, dans le sens propre du mot,
que les vaisseaux sont des organes absorbants : à proprement parler ce sont les liquides des tissus, — c'est
le sang lui-même qui absorbe (1).

Une autre source incontestable de la pauvreté du liquide sanguin chez les syphilitiques, est dans le mauvais fonctionnement des organes hémato-poiétiques.

« La marche de l'altération glandulaire, dit Virchow,
ressemble à celle que l'on observe dans la scrofule, et
dans la tuberculisation ; cette affection des ganglions a
aussi des analogies avec celle que l'on remarque dans
la fièvre typhoïde et dans la leucémie ; l'altération
syphilitique des ganglions ressemble dans quelques cas
à l'une des diathèses sus-mentionnées, dans d'autres
cas, à l'autre. La tuméfaction irritative commence dans
tous les cas par l'imbibition séreuse, l'agrandissement
des cellules lympatiques ; elles augmentent en nombre,
d'ordinaire, par la segmentation des cellules primitives : les follicules des ganglions deviennent plus volumineux et prennent l'aspect de points blancs ou gri-
sâtres, ce qui les fait mieux apercevoir ; l'hyperhémie des
parties internes disparaît peu à peu, et l'on remarque
de grands réseaux on stries rougeâtres, correspondant
surtout aux veines. Le ganglion est d'ordinaire ra-
molli, il cède à la pression, il glisse entre les doigts. La
syphilis enfin amène, en règle générale, une augmentation de volume du ganglion, qui est blanchâtre et

(1) Voyez Kuss et Duval. Physiol „ p. 312.

plus sec. Cependant les différences s'effacent, et à un
certain degré de la maladie il est presque impossible
de distinguer les altérations spéciales aux diverses diathèses; il suffit que la maladie ait une intensité plus
ou moins grande, pour que la lésion ganglionnaire
prenne un caractère différent. Mais c'est un fait irrécu-
sable que, dans le deuxième stade (caractérisé par un
aspect médullaire plus ou moins prononcé), la modification essentielle du ganglion consiste en une hyperplasie cellulaire. Dans toutes les diathèses dont nous
venons de parler, l'hyperplasie cellulaire peut conduire
au ramollissement aigu ou à la suppuration; mais si
l'affection est plus lente, la modification que l'on remarque en général est une métamorphose tuberculi-
forme, et ensuite, pour éviter une confusion trop commune, métamorphose caséeuse.

Quand les ganglions tuméfiés sont nombreux et volumineux, l'altération peut, comme dans la leucémie,
s'accompagner d'une augmentation considérable des
corpuscules blancs du sang (leucocytose). Mais ordinairement le tissu hyperplastique est si épais, les cellules
sont si serrées les unes contre les autres, qu'il se forme,
dès le début de la maladie, des obstacles au cours de la
lymphe; la nécrose, ou mieux la nécrobiose, arrive si
prématurément, que les phénomènes actfs, ainsi que *la
productivité du ganglion*, sont interrompus de bonne
heure. La formation des corpuscules blancs est ralentie;
le sang s'appauvrit, il est moins riche en aliments cellulaires, et l'on comprend qu'il puisse en résulter une
leucocytose caractérisée, ou, comme on l'observe ordi-

nairement, l'olighémie (chloro-anémie, cachexie, marasme) (1). »

Les manifestations de cette chloro-anémie est ainsi
décrite par M. le professeur Fournier : « c'est un état
de langueur générale, et de dépression spéciale de
toutes les fonctions ; état d'asthénie au moins égal à
celui de la déglobulisation portée à ses limites extrêmes
de la convalescence des maladies graves ; état d'asthénie témoignant, au plus haut point, d'une vitalité
amoindrie et déprimée. »

A ces désordres généraux qui à eux seuls pourraient
chez les individus prédisposés, amener la phthisie, ou
du moins le réveil du germe tuberculeux, il faut rattacher un autre ordre de phénomènes locaux inhèrents à
l'inflammation du système ganglionnaire.

Baumès, un des savants professeurs de l'École de
Montpellier, recherchant les causes possibles de la
phthisie tuberculeuse, s'exprime de la façon suivante :
« Toutes les causes qui, par une affinité particulière,
portent leurs impressions sur les humeurs lymphatiques et muqueuses, sont celles qui produisent décidé-
ment la phthisie tuberculeuse. »

Cela ne paraît en aucune façon étonnant, lorsqu'on
sait que le poumon est un des organes les plus riches
en lymphatiques et en glandules lymphatiques, qui,
disséminées sur toute la substance de ce viscère, peuvent
selon Portal, sous l'influence d'une cause délétère quel-

<hr>

(1) Virchow. La syphilis constitutionnelle, trad. française de P. Prad,
Paris, 1860, p. 168.
(1) Baumès. De la phth. pulm., t. II, p. 273.

conque, s'enflammer, suppurer et devenir par suite le point de départ d'une pulmonie (2).

Voici du reste, à propos de cet état inflammatoire des glandes du poumon, une belle comparaison de Baumès :

« Comme on voit sur un même arbre des fruits, dont les uns sont verts, d'autres colorés, d'autres tout à fait mûrs, de même les poumons sont remplis, dans ces occurrences, d'une infinité de glandes qui ont des degrés différents ; les unes sont dans un état de crudité ; il y en a d'enflammées, on en trouve qui sont en suppuration, d'autres sont ulcérées, de manière que la fièvre que ces maux excitent est elle-même compliquée, tantôt inflammatoire, tantôt étique, et tantôt putride... Plus loin il ajoute : parmi les causes qui peuvent amener ces lésions pulmonaires, on doit compter entre autres, les maladies d'épuisement, les ravages que produisent le virus scrofuleux et le virus syphilitique (3). »

« La phthisie est un résidu de la syphilis, dit Pidoux, dans son ouvrage sur les maladies pulmonaires : elle peut y coopérer avec la scrofule, et surtout avec le lymphatisme, dont elle est un des principes, par sa dégénération ; car, en perdant sa spécificité, elle va se fondre dans ces irritations et ces exubérances du système lymphatique, qui traînent tant de phthisies pulmonaires à leur suite. A plus forte raison donc la syphilis, par suite de ses lésions si rapidement cachectisantes, rendra plus vulnérable l'individu prédisposé à la phthisie tuberculeuse, quand surtout il en porte le germe avec lui.

(2) Encyclop. méth. méd., t. II, p. 276.
(3) Baumès. Loc. cit., p. 270 et 299.

Effets plus terribles alors, car, dit Guéneau de Mussy, « la vérole est un fumier qui favorise l'éclosion de tous les germes diathésiques. »

Bosquillon, lui aussi, semble donner une importance capital à toutes les manifestations lymphatiques, caractérisées par l'engorgement et l'inflammation des glandes de ce système. « Il y a, dit-il, une espèce de gonflement des glandes qui ne se manifeste qu'après l'âge de puberté, et qui affecte particulièrement les glandes des aisselles ; on aurait tort de mettre cette affection glanduleuse sur le compte des écrouelles, puisqu'elle est alors le prélude de la phthisie pulmonaire. »

Les manifestations inflammatoires de nature syphilitique ne se bornent pas aux ganglions lymphatiques seulement. La vérole est une affection, avons-nous dit ailleurs, qui se généralise avec une très grande rapidité. Elle ne pardonne à aucun organe, s'attache à tout, et partout laisse des traces de ravages dans l'organisme.

« L'observation nous apprend, dit Virchow, que dans tous les points du corps humain, où une étude minutieuse a pu être faite, on a vu l'affection syphilitique produire tantôt des altérations légères, tantôt des modifications profondes. Ceci n'est pas seulement vrai pour la peau et les muqueuses, mais aussi pour les viscères proprement dits. Les altérations produites par les irritations simplement fonctionnelles, nutritives ou formatives. Le caractère de leur produit est plutôt hyperplastique, quoique dans les organes composés les éléments spécifiques soient détruits par atrophie secondaire. Les altérations profondes sont tantôt de nature fibreuse, et alors elle tendent ordinairement vers la forme caséeuse (1). »

Cette manière de voir du savant pathologiste semble être partagée par Year-Book lorsqu'il dit : « A la période d'éruption générale, il se produit dans les viscères un exsudat albumino-fibrineux et des proliférations cellulaires que le microscope ne peut différencier de celle d'une inflammation ordinaire. Ce tissu bassement organisé peut se résoudre par l'administration du me – cure ou de l'iodure..... S'il persiste, il passe à l'état adulte et constitue la gomme (2). »

Le foie, la rate, le rein, le cerveau, le cœur, les intestins, le larynx, aucun de ces organes n'est pardonné par le virus syphilitique. Les lésions bronchiques, que certains auteurs ont niées, n'échappèrent point au génie investigateur de Virchow, qui en cite des exemples absolument convaincants, dans son traité de la syphilis constitutionnelle. Voici du reste quelle est, à ce sujet, sa manière de voir : « Je crois qu'on doit admettre des ulcérations syphilitiques et des rétrécissements cicatriciels dans les bronches, de même qu'on les obs rve dans la syphilis du larynx ; et de même que les ulcérations laryngées se continuent avec le tissu cellulaire du cou par des indurations étendues et calleuses, je pense que la bronchite syphilitique peut se transforme en pneumonie chronique... (3) » Ces derniers mots de l'auteur allemand ne laissent aucun doute sur l'action du virus vénérien sur les organes respiratoires.

(1) Virchow. Loc. cit., p. 184.
(2) Voyez Year-Book. Of medecine and Surgery, 1863.
(3) Virchow. Loc. cit. p. 154.

Hecker (1), Ricord, Füchrer (2) et Lebert (3) ont décrit des épaississements du poumon, des infiltrations
diffuses, des tumeurs gommeuses apparaissant sous
l'influence de la vérole. Enfin, Virchow termine son
chapitre sur les lésions vénériennes des voies respiratoires, en disant qu'il est plus que jamais porté à admettre la possibilité des manifestations syphilitiques du
côté du poumon, Il n'est donc plus permis de douter de
cette influence que nous tenons comme certaine, et
force est de conclure avec de Naux : « La syphilis a une
influence certaine sur le développement de la phthisie
pulmonaire, soit qu'elle agisse comme cause excitatrice
de tubercules préexistants, soit qu'elle agisse comme
cause aggravante de tubercules qui s'étaient déjà manifestés par des symptômes évidents. »

Personne, du reste, ne nie aujourd'hui cette action
délétère du virus syphilitique sur le poumon ; et si nous
consultons les anciens ouvrages de médecine, nous
trouvons que cette opinion était admise et soutenue par
une bonne partie de nos vieux maîtres.

A. Paré, dans son traité *de la grosse vérole*, termine
ainsi sa longue énumération de ses minutieuses recherches (Lib. VII. : « Quelques-uns demeurent asthmati-
ques et hectiques avec une fièvre lente, et meurent ta-
bides et desséchés. »

Portal (4) nous parle à son tour d'une phthisie pul-

(1) Hecker. Verhandl. der Berliner Gesells. für Geburtsh. V, VIII,
p. 126.
(2) Führer. Deutsch. Klinik, 1854.
(3) Lebert. Trait. d'anat. path., pl. xcii.
(4) Portal. Observat. sur la nat. et le trait. de la phth.. t. I, p. 262.

monaire de source vénérienne, et Morgagni (1) admettait dans son temps que la *lues venerea* prédisposait le poumon à la phthisie. — « Certe ad luem illam non raro phthisim tandem adjungere, tum medecinam, tum anatomem exercentes non ignorant. » Jos Frank, lui aussi, nous a laissé une description très claire d'une érosion de la membrane muqueuse des bronches du parenchyme et des glandes du poumon, causée par le virus syphilitique. — Astruc, Baglivi, Hoffman, Larrey et Benjamin Bell, tous ces savants syphiligraphes sont unanimes à reconnaître une phthisie d'origine vénérienne.

Broussais, et toute son école, ne font qu'une voix en notre faveur; tous les élèves du grand maître reconnaissent dans la vérole une cause commune de pulmonie,

Graves et Stokes (en Angleterre) enseignaient que le virus syphilitique pouvait non seulement produire la phthisie, mais encore la bronchite, et la pneumonie. Qu'il nous soit enfin permis d'invoquer encore à ce sujet l'autorité de Ricord, Fournier, Lancereaux, Daniel, Parrot et Jullien.

Ce dernier, sans être partisan de la spécificité de la vérole sur le poumon, affirme cependant que la phthisie vulgaire peut être le résultat du virus vénérien. Voici ces propres paroles : « Chez les sujets prédisposés à la tuberculose, il est avéré que la syphilis, en vertu sans doute de son influence dépressive, active le développement des lésions, et précipite l'issue fatale. »

(2) Morgagni. De sedibus et causis morb., epist. XXII, art. XI.

Cavalcanti.   20

Quelques observations vont confirmer encore nos arguments, déjà rendus irréfutables, par l'autorité de tous ces illustres écrivains que nous avons jusqu'ici invoqués.

OBSÉRVATION PREMIÈRE.

Sacharzin (Berlin, klin. Wochens., janvier 1878).

Homme robuste, âgé de 30 à 35 ans. Sans antécédents tuberculeux, affecté, depuis neuf ans, de syphilis. Dans les cinq dernières années, il a présenté surtout des périostites, et de l'ozène avec carie osseuse. Au début de son affection, il a été traité par le mercure ; dans la suite, il n'a pris que de l'iodure de potassium, qui semble n'avoir plus d'action spécifique sur lui.

Depuis quelques semaines, il resssent des douleurs thoraciques ; une oppression assez grande complique un affaiblissement général.

On constate du météorisme intestinal et de la tendance à la constipation. Dans les urines, on ne découvre ni sucre ni albumine. Pas de fièvre ; insomnie. La toux est rare, mais la dypshée manifeste ; l'expectoration, peu abondante, a lieu surtout le matin.

A l'examen du thorax, on trouve une saillie exagérée des clavicules avec des dépressions sus et sous-claviculaires. A la percussion, submatité plus accusée à droite et à la base ; à l'auscultation, expiration prolongée à droite et diminution des vibrations thoraciques. Puis des râles sifflants et humides disséminés dans toute la poitrine.

On diagnostique une phthisie pulmonaire à la pre-

mière période, et on se demande ensuite si cette affection n'était pas la résultante de quelque manifestation
syphilitique du côté des poumons.

Un traitement spécifique fut ordonné. Au bout de
sept jours, l'état du malade commença à s'améliorer
d'une manière notable : la toux et les râles avaient disparu, mais les autres phénomènes morbides persistèrent.
On prescrit alors des frictions mercurielles, et, après
quelques semaines, le malade sortit de l'hôpital, guéri.

OBSERVATION II.

Trieux (Barthélemy), 26 ans, marchand d'oranges,
entre à l'hôpital Saint-Eloi le 20 mai 1875 pour divers
accidents syphilitiques dont il fait remonter le début à
un chancre contracté en Espagne, il y a cinq ans.

Il présente à la commissure droite des lèvres une ulcération sinueuse à fond grisâtre, pultacée, à bords
taillés à pic, de 3 centimètres de long, sur 1 centi-
mètre de large ; sur la face dorsale de la langue on
trouve deux autres ulcérations de même nature, un peu
plus petites.

D'après le dire du malade, elles ont commencé par
des duretés qui ont crevé ensuite, à la manière d'un abcès
qui se vide. Ces ulcérations ne provoquent point de
douleur, tout au plus un peu de gêne dans la mastica-
tion. En examinant le fond de la gorge, on constate
que la luette a presque totalement disparu ; la portion
restante du voile du palais et les piliers antérieurs sont
très rouges, mais non ulcérés. Le malade se plaint
aussi de douleurs pendant la défécation, et en effet, on

voit à la marge de l'anus des ulcérations moins profondes que celles des lèvres et de la langue, à fond
blanchâtre, et qui paraissent être des plaques muqueuses ulcérées. Le malade n'a jamais suivi de traitement régulier ; d'autre part, sa profession de marchand
ambulant l'oblige à des fatigues, et quelquefois à des
excès de boisson qu'il ne cherche pas à nier.

Depuis deux ans, par conséquent trois ans après le
début de l'infection, le malade a commencé à tousser :
jamais antérieurement il n'avait eu de maladie de poitrine, et il ne croit pas avoir dans sa famille d'antécédents de tuberculose.

La toux devient bientôt permanente ; le malade s'a-
perçut qu'il perdait ses forces, et qu'il maigrissait considérablement. Il n'a jamais eu d'hémoptisies ; les
crachats n'ont jamais été très abondants ; cependant,
au moment de son entrée à l'hôpital, on note une expectoration puriforme assez considérable.

L'auscultation et la percussion décèlent une vaste
excavation dans le poumon à la partie moyenne, et
d'autres plus petites siégeant dans le poumon gauche
vers le sommet.

En présence de ces lésions du poumon coïncidant
avec des symptômes non douteux de syphilis avancée,
et en absence de diathèse tuberculeuse héréditaire, on
ne peut faire autrement que de rattacher les phéno-
- mènes actuels à la même cause syphilitique.

Le malade quitta l'hôpital peu de temps après, guéri
des phénomènes vénériens ; mais sans amélioration
positive des symptômes pulmonaires.

OBSERVATION III.

Léonel, âgée de 33 ans, est entrée à l'hôpital Saint-Eloi le 9 octobre 1877 : elle sort du Dépôt. On constate un état d'anémie très avancée ; la faiblesse est extrême, l'amaigrissement profond, tous les symptômes en un mot d'une cachexie spécifique. A 16 ans, elle eut un premier accouchement après la troisième apparition de la menstruation. Bientôt elle se livra à la prostitution, et contracta un chancre qui fut suivi d'accidents normaux de la syphilis. Elle fut guérie à l'hôpital, et sortit pour recommencer de nouveau sa vie de débauche.

Aucuns antécédents héréditaires : le père est mort très vieux, la mère est morte en couches, après avoir eu quatorze enfants.

Elle fait remonter la maladie qui l'amène à l'époque de la guerre : une frayeur, dit-elle, en est la cause, parce qu'elle arrêta ses règles. Depuis lors, en effet, elle tousse et se porte moins bien. La menstruation, qui depuis cette époque était très irrégulière, a complètement disparu depuis un an. Aujourd'hui, elle se plaint d'une douleur au creux épigastrique ; ses digestions sont difficiles ; pas d'appétit. Chaque matin, elle rend des matières glaireuses à la suite de fortes quintes de toux. Sa respiration est courte, sa marche pénible par suite de son état de faiblesse et de son grand amaigrissement. La diarrhée a cessé depuis deux mois ; les sueurs nocturnes sont assez abondantes ; pas d'état fébrile très marqué. L'expectoration est légère. Comme antécédents:

chancre syphilitique remontant à une époque éloignée, fistule ovale opérée. Excès d'alcoolisme.

A la percussion, on trouve de la submatité dans la fosse sous-claviculaire gauche ; à droite et en avant, matité très marquée au sommet.

A l'auscultation : à gauche, craquements, frottements pleuraux, expiration rude ; à droite, souffle caverneux, bronchophonie, râles humides. En un mot, la lésion est plus avancée à droite ; l'expectoration est devenue purulente.

On ordonne : sirop diacode, 20 gr. Eau laurier-cerise, 5 gr.

Décoction seconde de lichen d'Islande.

Un verre d'eau sulfureuse coupée avec du lait.

Badigeonnage du larynx avec le nitrate d'argent.

Huile de foie de morue, une cuillerée matin et soir.

23 octobre. — Embarras gastrique. Ipéca.

Le 25. Badigeonnage des deux sommets avec de la teinture d'iode ; à l'intérieur, 1 gr. d'arséniate de fer.

3 novembre. — La maladie progresse : l'expectoration purulente est plus forte. On trouve à l'auscultation une expiration soufflante dans les deux sommets. Signes plus marqués à droite : retentissement vocal ; quelques râles sous-crépitants.

On suspend l'arséniate de fer, mais l'huile de foie de morue est continuée. On prescrit, en outre, un litre de lait et 5 centigr. d'extrait gommeux d'opium pour la nuit.

Le 6. Appétit diminue. Vomitif. On suspend l'huile de foie de morue, qui avait amené la diarrhée. On ordonne une cuillerée à bouche d'une solution de 10 centigr. d'arséniate de soude, dans 200 gr. d'eau.

Le 14. On note, en avant et à gauche, de la submatité : l'expiration est rude, prolongée. On entend des râles sous-crépitants, et la résonnance de la voix. Les vibrations sont augmentées.

En arrière, matité dans les fosses sus et sous-épineuses, respiration soufflante, quelques râles cavernuleux ; à gauche, expiration prolongée. Peu d'expectoration.

Le 20. Même état persiste.

Le 25. L'expectoration reste la même ; les signes stéthoscopiques ne changent pas. On poursuit le même traitement.

1er décembre. — On se demande si un traitement antisyphilitique ne serait pas opportun là où tous les médicaments avaient échoué jusqu'à ce jour, surtout lorsque l'origine de la maladie semblait liée à l'infection vénérienne.

L'arséniate de soude est suspendu, et on prescrit 25 centigr. d'iodure de potassium dans 60 gr. de sirop de quinquina. La dose est successivement augmentée jusqu'à 1 gr.

Le 7. Aucun changement : le traitement est bien supporté.

Le 14. Vomissements, diarrhée abondante, amaigrissement plus grand, forces diminuées, excoriations au siège. Sirop d'iodure de potassium ; 3 pillules d'opium, 3 gouttes de liqueur de Fowler.

Le 20. Pas d'amélioration ; diarrhée arrêtée. On suspend la liqueur de Fowler et on reprend l'iodure de potassium à dose de 25 centigrammes.

Le 25. Douleurs du côté gauche; dyspnée plus considérable; submatité dans ce point; respiration soufflante, prolongée; un peu de retentissement vocal; mêmes signes à droite. Vomissements assez abondants; toux plus fréquente, mais amenant peu de crachats. — Sirop de Boutigny, une cuillerée à bouche; 2 pilules de 3centigr. d'extrait gommeux d'opium.

Le 29. La toux et les vomissements persistent. L'iodure est suspendu. — Badigeonnage du pharynx avec le bromure de potassium.

Le 3 janvier. La malade est très affaiblie. Les douleurs sont devenues très vives, surtout la nuit; elle retentissait dans tout le corps. Dyspnée beaucoup plus forte. Anorexie complète. La toux très fréquente amène constamment des vomissements; toujours très peu d'expectoration.

Le 8. Etat général plus grave : diarrhée continue; dyspnée plus marquée; fièvre intense; pouls petit, fréquent; peau chaude; pieds enflés.

On prescrit 1 gr. de chloral; on laisse l'opium.

Le 13. Plus d'appétit : faiblesse extrême; sueurs froides; pouls filiforme; les extrémités se refroidissent.

Potion excitante avec la teinture de canelle. La malade meurt vers 10 heures du matin.

OBSERVATION IV.

Le nommé D. F., âgé de trente-deux ans, né à Luri (Corse), est entré le 2 juin 1879 à la salle Saint-Jean (Hôpital Saint-Eloi). Il est marié, sans profession. On constate, après le récit de la vie qu'il a menée jusqu'à ce jour, que le malade a commis tous les excès possibles. Etant jeune homme, il s'adonnait à la masturbation et à tous les plaisirs vénériens. Le rhum, pendant son séjour à Cuba, faisait le fonds quotidien de toutes ses boissons; il fume beaucoup. Il est très actif, il menait de front les nombreux travaux auxquels il se livre depuis quelques années.

Son père et sa mère se portent très bien, malgré leurs soixante-douze ans : ils sont huit enfants. Quatre sont morts de la fièvre jaune à Cuba; deux autres, de certaines affections pulmonaires que ne peut définir le malade.

Plusieurs blennorrhagies se sont montrées à différentes époques; puis un chancre sur le prépuce, reconnu syphilitique.

Il a une tendance à s'enrhumer facilement, qu'il fait remonter à l'âge de ving et un ans, ainsi que le chancre et les autres accidents qui le suivirent. Pendant trois mois il a gardé les fièvres intermittentes à Porto-Rico : les préparations quiniques les ont détruites.

La maladie qui l'amène aujourd'hui remonte à quinze mois; ce fut un état catarrhal généralisé aux muqueuses nasale et bronchique, qui en marqua le début. Il toussait, et une expectoration abondante était suivie de crachats, muqueux au début, et qui, depuis six mois, sont devenus purulents et quelquefois sanguinolents. Ni sueurs, ni constipation.

En Italie on le traita par l'hypophosphite de chaux et le lait, et on badigeonna le thorax avec la teinture d'iode.

Les eaux salines froides de Monte-Cantini et celles de Cauterets ont amélioré un peu son état.

Actuellement le malade a d'abondantes sueurs profuses la nuit, son appétit est bien diminué ; sa toux, très-fréquente, est caverneuse ; ses crachats, peu nombreux il est vrai, sont purulents et striés de sang. Il ressent quelques douleurs intra-thoraciques. Pas de vomissements, pas de digestions difficiles ; un peu de constipation.

A la percussion, submatité aux sommets des deux poumons, avec prédominance à droite.

A l'auscultation, en avant, du côté gauche, souffle assez marqué. Du côté droit, timbre élevé, expiration prolongée, quelques râles sibilants. Frottement pleuraux très marqués des deux côtés du thorax, mais à la région postérieure.

Potion : thé, 100 gr ; rhum 30 gr : viande crue.

4 juin. Douleur fixée du côté droit, avec frottements pleuraux ; expiration soufflante, prolongée, timbre élevé. Sinapismes sur le point douloureux.

Le 5. La douleur a changé de place ; frottements à gauche et au sommet ; de même au côté droit et en arrière. A gauche, rudesse de la respiration avec quelques craquements. Peu d'appétit.

Le 10. Souffle au sommet droit, craquements à gauche, un peu de souffle à droite ; dans les deux tiers inférieurs, respiration supplémentaire.

Le 12. Sueurs très abondantes, vomissements. Demi-milligr. d'atropine.

Le 15. Le traitement est continué. L'état général ne change pas.

Le 21. Vésicatoire à la partie postérieure du thorax; à gauche. Mèmes symptômes, toujours peu de forces.

Le 25. Les sueurs ont diminué; plus de vomissements, la toux continue, toujours les frottements pleuraux.

Le 28. Nouveau vésicatoire à la partie postérieure, mais droite du thorax. On continue l'atropine : pas de diarrhée, peu de sommeil, peu d'appétit.

1er juillet. Au sommet droit en avant, diminution des vibrations du murmuré ; pas de retentissement vocal. On soupçonne une phthisie de source vénérienne.

Le 2. Frottements pleuraux sur toute l'étendue du poumon droit, en arrière ; toux fréquente, peu de crachats. On prescrit une tasse d'infusion de petite centaurée tous les matins ; puis la solution suivante dans la matinée : iodure de potassium, 25 centigr, eau 90 gr.

5. On continue, et on ajoute à la première prescription, la liqueur de Van Swiëten, 1 gr. dans un verre d'eau.

Le 8. Iodure de potassium, 35 centigr. Liqueur de Van-Swieten 2 gr.

Le 10. Vibrations très augmentées sous la clavicule droite ; au même niveau, diminution de la sonorité. Vibrations également augmentées des deux côtés en arrière ; outre les frottements pleuraux à la base droite, on entend profondément comme un gargouillement : de là proviendraient les crachats muco-purulents et sanglants que nous avions observés ces jours-ci. Le traitement a causé donc un peu d'amélioration. On le continue.

Le 14. Les nuits sont meilleures. L'appétit semble moins capricieux : les sueurs nocturnes ont diminué par suite de l'atropine, l'état général est moins abattu.

Le 16. Le malade a voulu partir paur Cauterets, nous n'avons plus eu de ses nouvelles (1):

OBSERVATION V.

Edmond (Louis), âgé de vingt-sept ans, menuisier, sans aucun antécédent tuberculeux. Père mort à la suite d'une fièvre typhoïde ; mère âgée de cinquante-six ans très bien portante ; grand-mère morte à l'âge de quatre-vingt-un ans, d'une maladie de vieillesse. Pas d'excès d'alcool, ni de tabac ; bonne nourriture, travail modéré.

En interrogeant notre sujet, nous avons su qu'il était auparavant d'une constitution assez robuste, et qu'il n'avait jamais souffert d'aucune affection de poitrine.

Jeune et ardent, Edmond aimait les plaisirs vénériens, et parfois même en abusait.

En 1878, il contracta, dans un coït impur, un chancre reconnu syphilitique et suivi de tous les accidents habituels, qui à son dire changea complètement son tempérament.

Il perdit ses fraîches couleurs, son entrain, et chose inaccoutumée, depuis lors il s'enrhumait avec beaucoup de facilité, et parfois, à la suite de ces catarrhes, il était obligé de garder la chambre et même le lit.

Il continua pourtant à s'occuper de son travail avec courage, dans l'espoir que le temps, avec une bonne nourriture, et plus de sagesse surtout, serait suffisant à mettre un terme à ses souffrances.

---

(1) Les observations II, III et IV, nous les devons à notre ami, le Dr A. Bresse.

« Cependant ses couleurs pâles, ses yeux enfoncés dans l'orbite, les traits tiraillés, une espèce de langueur générale et de paresse musculaire ; tous les symptômes enfin d'une anémie profonde augmentaient au lieu de disparaître.

Vers la fin du mois de janvier 1881, à la suite d'un rhume un peu fort, Edmond cracha quelque peu le sang, se plaignit de chaleurs mordicantes au niveau de la poitrine, et de douleurs dans la région latérale et inférieure du cou, dont les glandes étaient gonflées et endolories. Une hémoptysie assez abondante (1 litre et demi de sang en deux fois), se déclara vers le commencement de février. (Ipéca, injection d'ergotine.)

Depuis lors sa santé n'a fait que s'altérer chaque jour ; il se sentait essoufflé à la moindre fatigue, perdait l'appétit et le sommeil, et le matin, au saut du lit, son corps était couvert de sueurs abondantes. Il commença peu à peu à tousser : une toux sèche et quinteuse amenait parfois des crachats perlés ; elle était toujours plus violente le soir.

Il s'inquiéta alors sérieusement de son état, et alla voir son médecin qui, après lui avoir conseillé le repos, et une nourriture tonique, lui appliqua trois cautères au sommet droit du poumon. Voyant cependant que son mal augmentait toujours, notre malade demanda à rentrer à l'Hôpital St-Eloi le 15 avril 1881 (salle Saint-Lazarre, lit N° 40).

Voici le résultat de notre examen. On constate : à la percussion, une matité parfaitement limitée au sommet gauche ; à droite une excavation profonde est manifeste avec râles caverneux et gargouillement typique. L'état général dénote un affaiblissement profond ; en un mot tous les symptômes réunis donnent avec évidence le type parfait de la phthisie au 3° degré. La négation complète de tuberculose héréditaire, ainsi que de toute autre maladie de poitrine ; l'absence d'excès d'alcool, de tabac et de fatigue ; le manque de misère enfin, nous ont fait soupçonner la syphilis comme étant la cause de la phthisie de notre malade.

Nous allons terminer cet ensemble d'observations par le fait suivant que je trouve dans la thèse du D' Caizergues :

Un étudiant en droit de Paris, habitué à une vie déréglée, contracta un chancre syphilitique. Guéri des accidents secondaires par le mercure, il continua à se livrer aux plaisirs vénériens, lorsque, un an plus tard, il s'est vu atteint d'une monoparaplégie, reconnue de source vénérienne, et qu'un traitement mixte finit par faire disparaître dans l'espace de deux semaines. En retournant à Paris pour continuer ses études, il reprit son ancien genre de vie ; mais pas pour longtemps ; car il mourait deux ans plus tard d'une phthisie galopante, elle aussi, peut-être, de source vénérienne. . . . . .
. . . .

LA SYPHILIS ET LA FAMILLE.

4. Nous avons vu, jusqu'ici, à quels dangers l'homme s'expose lorsque le virus syphilitique vient à contaminer son corps et son sang. Ces dangers immenses ne restent pas toujours circonscrits autour de celui qui se les a procurés ; mais, hélas ! la société tout entière peut

en dépendre ; car le syphilitique est semblable à un foyer pestilentiel dont l'exhalation seule empoisonne et dessèche.

Il est d'autant plus dangereux, cet homme corrompu, que la maladie qui le mine n'est pas toujours manifeste. Elle échappe aux yeux les plus clairvoyants, revêt les formes les plus trompeuses, se cache dans les profondeurs de l'organisme, puis, au moindre excès, à la moindre inconduite, lorsque le malade se croyait guéri, elle apparaît hideuse et menaçante comme un remords terrible qui vient lui reprocher une vie déréglée, peut-être un moment d'égarement, un instant de folie.

Le mariage, cette institution providentielle, véritable *sustentaculum societatis,* n'est, quelquefois, pour ces nfortunés, qu'une chose inutile ; car, épuisés, maladifs et impuissants, ils sont incapables de procréer, ou, s'ils procréent, leurs enfants ne viendront au monde que pour mourir plus tard dans le marasme, quelquefois un moment après leur naissance, souvent même avant le terme de leur délivrance.

« C'est que la syphilis, a dit Pidoux, est une de ces maladies consitutionnelles qui produisent le plus d'avortements et d'avortons, d'adénites strumeuses, de scrofule bâtarde, en un mot, de ces êtres chétifs, irritables, rachitiques, qui sont pour la phthisie une proie facile. »

Lorsqu'on sait avec quelle facilité les éruptions vénériennes apparaissent et se renouvellent, lorsqu'on passe en revue toutes les causes qui peuvent rendre dangereux l'homme contaminé vis-a-vis de celle qu'on

lui a confiée comme compagne de ses jours, on se demande vraiment quel châtiment ont mérité ces pauvres
jeunes filles, pour se voir condamnées à absorber, elles
aussi, le poison fatal que le libertinage seul a pu engendrer !... Une caresse de cet homme, à un moment
donné, suffit pour contaminer la personne qui la reçoit : sa salive, son sang, la sueur de son corps, tout en
lui devient une source redoutable d'infection et de propagation de syphilis. La pauvre fille qui vient, pure et
candide, de quitter le toit paternel pour aller se jeter
dans les bras d'un mari afin de trouver en lui un sou-
tien, un aide, un collaborateur à cette œuvre formida-
ble de la procréation, ne tardera pas à être contaminée
et flétrie par le plus néfaste et sordide des poisons.
Pour lors, ces petits êtres, si impatiemment attendus,
entourés déjà avant leur naissance d'un amour indi-
cible, mais, hélas ! nourris avec un sang corrompu, ne
viendront au monde que pour faire porter un voile noir
à l'auteur inconscient de leur malheur.

« Je me rappelle, dit Bourgeois, la douleur navrante
d'une mère que j'assistais à son cinquième accouchement. Elle me racontait leur infortune : « J'ai déjà mis
au monde quatre enfants. Hélas ! tous sont morts dès
les premiers mois de son existence : une affreuse éruption de boutons les dessèche et les tue. Sauvez-moi
celui qui va naître ? s'écria-t-elle en pleurant. »

L'enfant que je reçus était malingre, chétif. Peu de
jours après sa naissance, il eut une ophthalmie purulente ; puis des pustules croûteuses et ulcéreuses, rares
d'abord, nombreuses ensuite, couvrirent toute la surface de la peau. Bientôt, ce petit être souffreteux mai-

grit et devint comme un squelette, hideux à voir. Il mourut..... Ayant interrogé le mari, il m'avoua qu'il avait eu une syphilis mal soignée, que sa femme l'avait gagnée. De là était venu tout le mal (1). »

Voici un autre exemple que nous empruntons à l'ouvrage de Trousseau, exemple non moins triste et également funeste : « Une jeune dame, de la moralité de laquelle il n'est pas permis de douter, devint grosse, dès les premiers jours de son mariage. Le père, qui est médecin, avait eu la vérole trois ans auparavant, et il n'en portait aucune trace (appréciable du moins), sauf un peu d'engorgement cervical ganglionnaire. Au troisième mois de sa grossesse, cette dame éprouve des démangeaisons aux grandes lèvres ; on constate des ulcérations assez étendues, en voie de transformation ou plaques muqueuses. Quelques jours plus tard, plaques muqueuses parfaites, pléiades inguinales ; puis maux de gorge, puis engorgement cervical ganglionnaire. A huit mois, cette jeune dame accouche d'un enfant chétif, qui a du coryza et de l'ophthalmie syphilitique au deuxième jour de sa naissance et qui meurt au bout de six semaines, avec un gros foie, de l'ascite et de l'œdème des extrémités. Il avait eu aussi des épistataxis la veille et le jour de sa mort. »

Tous ces exemples nous démontrent quel peut être le résultat des mariages entre individus infectés du virus syphilitique, et quels dangers en résultent pour leur progéniture.

« On a beaucoup exagéré la physionomie cachectique

____
(1) Bourgeois. Loc. cit., p. 139.

Cavalcanti.   22

du nouveau-né, a dit Trousseau, mais, pour être moins apparente, la désorganisation n'en est pas moins profonde. Quand l'enfant robuste et bien organisé a apporté, en venant au monde, assez de forces en réserve pour traverser cette dure épreuve, il s'affaiblit, devient triste, maigrit peu et reste plutôt bouffi. Sa pâleur semble œdémateuse, mais les fonctions gardent leur intégrité. »

Le traitement antisyphilitique peut quelquefois amener un peu d'amélioration à cet état de cachexie et donner au médecin quelque espoir d'une terminaison favorable ; mais, ajoute le grand clinicien : « Par malheur, les choses ne se passent pas toujours ainsi. Le nouveau-né syphilitique maigrit à vue d'œil, il tette moins avidement, et parce que l'appétit est moindre, et parce qu'il est gêné par la persistance du coryza. Le sommeil est court, interrompu. La digestion est incomplète, les vomissements rares, la diarrhée fréquente et rebelle, et souvent sanguinolente, le gros intestin surtout participant à l'infection. *La respiration est insuffisante* et les fonctions capitales, ainsi entravées, ne se prêtent plus à une réparation incessamment nécessaire. A quelques extrémités qu'ait été portée la cachexie, sa terminaison est encore plus funeste qu'il n'eût semblé légitime de le prévoir ; on avait laissé l'enfant dans un état grave plutôt qu'alarmant, mais la débilité est si profonde qu'une syncope suffit à terminer la vie (1). »

Un autre moyen de propagation de la syphilis dans la famille, et surtout chez les nouveau-nés, non moins

____

(1) Voyez Trousseau. Loc. cit. p. 320.

fréquent et très grave au point de vue des conséquences, c'est le contact de celui-ci avec une nourrice infectée. Le fait suivant, que nous empruntons à Ambroise Paré, donnera suffisamment à réfléchir aux parents qui se soucient de l'état sanitaire de celles qui sont appelées à nourrir leurs enfants.

« Une honeste et riche femme pria son mary qu'il lui permist d'être nourrice d'un sien enfant : ce qu'il lui accorda, pourveu qu'elle print une autre nourrice pour la soulager à nourrir l'enfant. Icelle nourrice avoit la vérole, et la bailla à l'enfant, et l'enfant à la mère, et la mère au mary, et le mary aux deux autres petits enfants qu'il faisait ordinairement boire et manger, et souvent coucher avec luy, non ayant connaissance qu'il fust entaché de ceste maladie. Or, la mère, considérant que le petit enfant ne profitoit aucunement et qu'il estoit en cry perpétuel, m'envoya quérir pour connoistre sa maladie, qui ne fust difficile à juger, d'autant qu'il estoit couvert de boutons et de pustules, et que les testins de la nourrice estoient tous ulcérez : pareillement ceux de la mère ayant sur son corps plusieurs boutons, semblablement le père et les deux petits enfants, dont l'un estoit aagé de trois, et l'autre de quatre ans. Lors déclaray au père et à la mère qu'ils estoient tous entachez de la vérole, ce qui estoit provenu par la nourrice : lesquels j'ai traicté, et furent tous guéris ; reste le petit enfant qui mourut, et la nourrice eut le foüet sous la custode, et l'esut eu par les carrefours n'eust esté de crainte de déshonorer la maison (1). »

(1) Ambroise Paré. Lib. XIX, chap. II.

Signalons, en outre, en passant, la mauvaise habitude qu'ont certaines femmes et hommes d'embrasser les petits enfants.

Un père de famille, officier dans un régiment français, qui avait contracté la vérole dans sa jeunesse, vint me trouver en ami pour savoir ce qu'étaient certaines petites ulcérations qui étaient survenues à la partie interne des lèvres. — Je n'ai pas tardé à reconnaître une série de plaques muqueuses ulcérées. Il resta stupéfait lorsque je lui dis qu'il pouvait très bien contaminer ses petits enfants s'il n'avait la précaution de les priver de ses caresses.

Telles sont, *inter-alias*, les sources les plus communes de syphilis dans la famille.

ÉVOLUTION DE LA SYPHILIS HÉRÉDITAIRE.

L'évolution de la syphilis héréditaire est-elle toujours précoce, et ses résultats aussi rapides que nous l'avons décrit jusqu'à présent?

Nous répondrons à cette question en disant que rien n'est plus variable que l'époque de ces manifestations. La syphilis héréditaire, comme le croient Pidoux, Baumès, Ricord, Drou, Horand, Jullien et Doyon, peut aussi bien se démontrer à la première qu'à la seconde enfance. On est même parvenu à soutenir (Ricord, Doyon), que beaucoup d'ulcérations que l'on croyait dérivées de la scrofule, n'étaient en réalité que des produits masqués d'une syphilis héréditaire. Certaines

(1) Voyez d'Aignau (trad. de Baglive, p. 215, nota A). Tode. Acta societ. med. Fanniensis, t. I, p. 171.

scrofules rebelles ne seraient, d'après Astruc et Lugel, que des manifestations plus bénignes du virus syphilitique. Pidoux soutient les mêmes idées.

A leur tour, MM. d'Aignan et Tode (médecin de Copenhague) ont remarqué qu'il y avait des syphilis héréditaires qui ne se montraient que sous la forme de véritables phthisies (1). Il ne faut donc pas être absolu à ce point de vue, et l'on doit toujours s'attendre, de la part de la syphilis héréditaire, à une foule de surprises.

LA SYPHILIS HÉRÉDITAIRE ET LES LÉSIONS PULMONAIRES.

Serait-il hasardeux de voir dans la mort de tous ces nouveau-nés syphilitiques une conséquence des lésions pulmonaires?... Je n'ai pas assez de preuves pour l'affirmer d'une façon absolue, mais ce qui est incontestable c'est que ce genre de lésions n'est pas rare et a été constaté par plusieurs sommités médicales. D'abord Virchow, dont l'autorité ne peut être mise en doute, s'exprime ainsi : « A Würsburg, où la syphilis héréditaire est une maladie très commune, j'ai vu la plupart de ces enfants succomber (nous ne nous occupons pas du catarrhe intestinal, du marasme, de l'atrophie) à la suite d'une broncho-pneumonie particulière, sèche, souvent presque caséeuse (tuberculeuse). L'examen microscopique démontrait que la masse sèche, résistante, très analogue à l'infiltration tuberculeuse qui était renfermée dans les alvéoles des poumons, était composée de cellules pressées les unes contre les autres, piriformes pour la plupart; la plus grande partie était ra-

pidement détruite par la métamorphose graineuse, et
restait dans la vésicule pulmonaire sous forme de détritus granuleux (1). »

Depaul, puis Devergie, Lebert, Robin, Fœster, Ran-
vier, et plus récemment Lancereaux, Daniel Mollière et
Parrot ont trouvé, même dans les poumons des enfants qui n'avaient pas encore respiré, certaines lésions
caractéristiques que Jullien résume de la façon suivante : dans une première forme, les poumons sont
lourds, et on voit à leur surface, principalement au
sommet, des bosselures à divers points de développement. Les unes petites, dures, n'offrent à l'incision
qu'une masse grisâtre, à peine ramollie au centre ; les
autres plus volumineuses, pouvant atteindre la grosseur d'une noix, sont formées par une coque de tissu
compacte, jaune, grisâtre, au sein duquel se trouve
soit la matière caséuse, soit un liquide séro-purulent
(Depaul). Dans les cas de congestion intense, complication qui n'est point rare, ces lésions présentent un aspect un peu différent. Sur le poumon, d'une coloration
rouge vermillon, sont disséminés des noyaux d'un noir
intense, de volumes divers, distincts des ecchymoses
sous-pleurales, laissant sourdre à la pression une matière brune, visqueuse. L'organe est imperméable à
l'air (Tréneau de Rochebrune). Une autre forme est caractérisée par la présence d'indurations diffuses non
limitées, constituant une véritable hépatisation. Le parenchyme est remarquable, dans ce cas, par sa dureté,
sa résistance à la pression, et sa coloration blanche. Ces

(1) Virchow. Loc. s t., p. 150.

trois caractères suffisent à établir le diagnostic entre ce processus et celui qui conduit à l'hépatisation grise ordinaire (1). »

La gravité de ces diverses lésions semble plus que suffisante pour nous expliquer (nous ne parlons pas de la cachexie produite par la déglobulisation du sang) ces morts rapides qui résultent de l'infection syphilitique héréditaire, et pour notre compte, nous en sommes convaincu, du moins pour la plupart des cas.

Quant aux manifestations tardives de ce genre d'infection que nous avons en vue, elles semblent mener par le plus court chemin à la phthisie. —Telle est l'opinion de presque tous les auteurs anciens et modernes. Ce résultat funeste est d'autant plus facile à concevoir, que l'on se trouve alors en présence d'un organisme incomplètement développé, vicieux, et présentant par conséquent un terrain favorable à l'éclosion de tubercules pulmonaires.

Un refroidissement quelconque, la moindre imprudence, un rhume négligé, peuvent appeler sur les organes de la respiration un mouvement fluxionnaire, qui sera le point de départ d'une phthisie. Et alors, le malheureux, assailli en même temps par deux diathèses extrêmement cachectisantes qui s'entr'aident mutuellement, ne peut que se résigner à son sort.

Deux observations très concluantes viendront à l'appui de ce que je viens d'avancer. Je m'empresse donc de les faire connaître à ceux qui, par hasard, auraient quelque doute à ce sujet, et je veux bien croire qu'elles seront suffisantes pour les convaincre.

(1) Voyez Jullien. Loc. cit., p. 1023.

« Baumès. De la phth. pulm., t. I. »

« Étienne G... comptait à peine sa quatrième année,
lorsque le virus syphilitique manifesta sa présence par
des pustules sur le scrotum qui cédèrent aisément à des
lotions avec du vin chaud ; mais la poitrine parut s'em-
barrasser. Une toux sèche, quoique peu incommode, du
feu au visage, une belle couleur rose sur les pommettes,
une légère difficulté de respirer, joints à une fièvre
lente avec redoublements nocturnes et dés exacerba-
tions après chaque repas, montraient évidemment une
phthisie commençante. Ces symptômes furent un peu
diminués par une enflure au bras et au pied droit; la
main et le coude devinrent très gros, et la seconde phalange du doigt index acquit un volume énorme, de même
que la dernière phalange du gros orteil. On institua un
traitement convenable, et l'enflure des parties men-
tionnées se creva en plusieurs endroits et fournit un
pus ichoreux d'une grande fétidité. Divers médecins
furent d'avis d'entretenir la suppuration de ces ulcères,
et d'attendre l'âge de puberté pour réunir les ressources
de l'art aux efforts de la nature. Mais malgré une suppuration aussi copieuse que soutenue, le poumon parut
s'affecter plus que jamais, la fièvre hectique fut plus
marquée, l'enfant rêvait toutes les nuits et était tout
agité et en sueur : la perte de l'appétit vint hâter le
marasme. Le bras porté en écharpe était excessivement
douloureux; la couleur des plaies, très variée, était verdâtre, jaune, ou bleuâtre; toutes les articulations des
parties malades paraissaient ankylosées.

Tel· était l'état dans lequel cet enfant me fut présenté le 12 avril 1782. La tumeur des phalanges attaquées me parut osseuse, et la peau qui la recouvrait était percée comme un crible d'une infinité de trous d'où passait la matière purulente dont j'ai parlé : la tête du cubitus était gonflée et dure ; les muscles du bras étaient presque atrophiés, sans compter que tout le corps était hectique. Peu satisfait des conjectures qu'avaient formées les médecins qui m'avaient précédé, je soupçonnai une cause syphilitique, sur quelques aveux du père, et je considérai l'affection du petit malade comme produite par une syphilis dégénérée dont les effets étaient plus sensibles sur la poitrine et les deux extrémités droites. Un traitement antisyphilitique l'a complètement guéri. »

OBSERVATION II.

Je dois cette observation à l'obligeance de mon très cher ami J. B..., homme de lettres, habitant Paris. En présence de l'actualité du fait, je suis obligé de passer sous silence le nom des victimes et de celui qui m'a fait connaître leur malheur.

Paris, 7 septembre 1882.

Mon cher F. d'Albuquerque,

« Connaissant le sujet de la thèse que vous comptez soutenir prochainement devant la Faculté de Paris, je crois devoir vous signaler en peu de mots un cas fort intéressant de la véracité duquel je me porte garant.

« M. X... avait été atteint de la syphilis, étant encore célibataire ; quelques années après, tous les symptômes apparents de son mal ayant disparu, il crut pouvoir se marier, malgré les conseils des hommes de l'art.

« Il devint bientôt père d'une fille qui pendant quelque temps jouit d'une santé assez bonne. Mais la maladie vénérienne du trop imprudent mari avait été communiquée à la mère dès les premiers jours de son mariage. Celle-ci fut, peu de temps après son accouchement, atteinte de crachements de sang, et reconnue phthisique. De son côté, la petite fille, âgée alors seulement de deux ans, commença à dépérir tous les jours; son corps se couvrit de boutons de mauvaise nature, sa colonne vertébrale se dévia, devint difforme; elle perdit l'appétit et le sommeil; une toux opiniâtre s'empara de sa poitrine : en un mot, elle présenta tous les signes d'une affection pulmonaire.

« Un médecin très capable ayant été requis pour lui donner ses soins, ne tarda pas à se déclarer pour une tuberculose à son début, je me permets donc, de vous soumettre ce fait, et je crois que vous le trouverez digne de figurer dans votre travail. Votre, etc., etc. »

. . . .

Nous arrêtons là cette étude : nous ne nous faisons aucune illusion sur sa valeur, nous avions cependant le désir le plus ardent d'être utile. Telle a été notre principale ambition. Nous ignorons si nous y sommes parvenu, mais nos sincères efforts pour y arriver et la délicatesse du sujet nous concilieront sans aucun doute la bienveillance de nos juges.

BIBLIOGRAPHIE

PREMIÈRE PARTIE.

Galien. De cognoscendis curandisque animi morbis lib., in Opp. omn.
— Quod animi mores corporis temperamenta sequantur, lib. ibid.
— De cujuslibet animi peccatorum dignatione atque medela libellus,
ibid.

Aloysius (L.). De compescendis animi affectibus per moralem philoso-
phiam et medici artem. Basiliæ, 1562, in-8.

Stahl (G.-E.). De passionibus animi corpus humanum varie alterantibus.
Halæ, 1695, in-4.

Camerarius (A.). De efficaciâ animi pathematum in negotio sanitatis
et morborum. Tubingæ, 1735, in-4.

Clark (W.) Dissert. concerning the Effects of the passions on Human
Bodies. Lond., 1758, in-8.

Lecat (A.-N.) Traité des sensations et des passions en général et des
sens en particulier. Paris, 1767, in-12, 2 vol.

Tissot (C.-J.). De l'influence des passions de l'âme dans les maladies
et des moyens d'en corriger les mauvais effets, in OEuvres, t. I,
Paris, 1809.

T. (J -M). De la passion de l'amonr en la considérant comme maladie.
Paris, 1782.

Capelle (J.-F.). De animi pathematibus. Th. de Montpellier, 1784,
in-4.

Fabre. Essai sur les facultés de l'âme considérées dans leurs rapports
avec la sensibilité et l'irritabilité de nos organes. Paris, 1787, in-12.

Falconer (W.). On the influence of the passions upon Disorders of the
Body. Lond., 1788, in-8.

Hoffmann (J.-M.). Von den guten und bösen Wirkungen alter angeneh-
men und unangenehmen Leidenschaften des Menschen. Frankf., 1788,
in-8.

Cogan. A philosophical Treatise on the passions. Btb., 1887, in-8.

Royer (G.-M.). De l'influence des passions considérées sous le rapport
médical. Th. de Paris, an XI, n° 197, in-8.

Esquirol (E.). Des passions considérées comme causes, symptômes et
moyens curatifs de l'aliénation mentale. Th. de Paris, 1805, n° 574,
in-4.

Morteban. Traité de l'influence des passions sur le tempérament et la
santé. Paris, 1805, in-8.

Guitard. Des passions considérées dans leurs rapports avec la médecine, ou Mémoire sur cette question : Déterminer qu'elle est l'in-

fluence des passions sur la production des maladies. Paris, 1808, in-8.

Escrivan (M.). Essai sur les passions. Maestricht, 1808, in-8.

Heinroth (J.-Chr.-Aug.). De morborum animi et pathematum animi differentia. Lipsiæ, 1811, in-4.

Pajot de la Forêt. Dissert. sur les effets de la passion du jeu sur la santé des hommes. Paris, 1813, in-8.

Liard. Considérations sur les phénomènes physiologiques et pathologiques des passions et des suffocations de l'âme. Th. de Paris, 1815, n° 47, in-4.

Virey. Dict. des sciences médicales, art. Passions, t. XXX, p. 411, 1819.

Alibert. Physiologie des Passions, ou Nouvelle doctrine des sentiments moraux. Paris, 1825, in-8, 2 vol., fig.

Desguidi (S.). Dissertation sur l'influence des passions de l'âme sur le corps humain. Th. de Strasbourg, 1830, n° 27, in-8.

Descuret. La médecine des passions, ou les passions considérées dans leurs rapports avec les maladies, etc. Paris, 1841, in-8.

Boubaud. Des passions. Th. de Paris, 1844, n° 91, in-4.

Richard (J.-O.). De l'influence des passions et de l'imagination sur les maladies. Th. de Paris, 1851, n° 268, in-4.

Joux (A.). De la jalousie considérée comme cause de maladies dans le jeune âge, in *Gaz. des Hôp.*, 1853, p. 447.

Bourgeois (L.-X.). Les passions dans leurs rapports avec la santé et les maladies. Paris, 1860, in-12.

Emmerique (J.-J.). Essai sur les passions au point de vue médico-légal. Th. de Strasbourg, 1868, n° 139.

Letourneau. Physiologie des passions. Paris, 1868, in-8.

Bourgeois. Les passions, 3e éd. Paris, 1871, in-12.

DEUXIÈME PARTIE.

Cagnati (M.). De continentiâ vel de sanitate tuendâ. Rome, 1591, in-4.

Meibom (J.-H.). De flagrorum usu in re venereâ et lumborum renumque officio. Lugd. Batav., 1639, in-12, et édit. de Bartholin. Haffniæ, 1680, in-12.

Hoffman (Fr.). De morbis a nimiâ et intempestivâ venere oriundis, Halæ, 1725, in-4.

Reygondeaud du Chatenet. De affectionibus eroticis. Th. de Montpel., 1782, in-4.

Leydet (H.). De usu et abusu veneris medice considerati. Th. de Montpellier, 1782, in-4.

Gruner (Ch.-L.). De coitu ejusque variis formis quatenus medicorum sunt. Jenæ, 1792, in-4.

Viray. Art. Coït, in Dict. des sciences méd., t. V, 1813, Très grand

nombre de cas d'accidents, suite d'un coït intempestif, notés dans
la bibliographie de cet article.

Devay (T.). Mém. sur l'importance des membres inférieurs à la suite
des excès vénériens, etc., in Mém. de la Soc. d'émul. de Lyon, t. Ier,
1842.

Bourbon (A.-A.). De l'influence du coït et de l'onanisme dans la station, sur la production des paralysies. Th. de Paris, 1859, n° 115, in-4.

Acton. The Functions and disorders of the reproductice organs in
youth, in adult age in, advanced life considered, etc., 2e édit., Lon-
don, 1860, in-8.

Sélignac (Ant.). Des rapprochements sexuels dans leur rapport étiolo-
gique avec les maladies. Th. de Paris, 1861, n° 209.

Onanisme. Tissot, Testamen de morbis ex manustupratione. Louvain,
1760, in-8, trad. française sous le titre : L'Onanisme, ou dissertation
physique sur les maladies produites par la masturbation. Louvain,
1760, in-12. — Instruction courte, mais intéressante sur les suites fâcheuses auxquelles on expose la santé par les pollutions voloutaires.
Paris, 1775, in-8.

Boerner (Chr.-Fr.). Praktisches werk von der Onanie. Leipzig, 1780.
in-8.

Vogel (S.-G). Unterricht fur Aeltern, erzicher and kinderaufscher wie
das Laster der Selbstbefleckung am sichersten zu entdecken, zu ver-
huten and zu heilen.. Standal, 1780, in-8.

Deslandes. De l'onanisme et des autres abus vénériens, considérés, etc.
Paris, 1835, in-8.

Rosambaum (J.). Die onanie oder Selbstbeflechung, nicht sowohl Laster oder Sunde, sondern, etc. Leipzig, 1845, in-8.

Behrend (J.). Ueber die Reitzung der Geschlechtsheile, besonders ueber
Onanie, etc., in Journ. für Kinderkr., t. XXVII, p. 321, 1860.

Demeaux. Note sur l'onanisme et sur les moyens d'en prévenir ou d'en
réprimer les abus, etc., in Monit. des sciences médic., 1861.

Lallemand. Des pertes séminales involontaires. Paris, 1836, 3 vol. in-8.

Fournier (H.). De l'onanisme. Paris, 1875, in-8.

Pradel (X.). Quelques considérations sur l'hygiène de la jeunesse.
Amour et Onanisme. Paris, 1875, in-8.

Pouillet. De l'onanisme chez la femme. Paris, 1876, in-8.

Becquerel (A.). Traité élément. d'hygiène privée et publique. Article
Onanisme. Paris, 1877.

— *Prostitution*. Franck de Frankeneau (G.). De lupanaribus ex prin-
cipiis medicis improbatis. Heidelbergæ, 1674, in-4.

Restif de la Bretonne (N.-E.). Pornographe, ou Idée d'un honnête
homme sur un projet de règlement pour la prostitution. Londres,
1769, in-8.

Sabatier. Histoire de la législation des femmes publiques. Paris, 1828, in-8.

Sandonville. Mesures administratives à prendre pour empêcher la propagation des maladies vénériennes, in Annales d'hygiène, 1re série. t. XLVI, p. 72, 1851.

Parent-Duchâtelet. De la prostitution dans la ville de Paris, considérée sous le rapport de l'hygiène publique, de la morale et de l'administration ; ouvrage, etc., 3e édit.. avec documents nouveaux et notes, par MM. Trébuchet et Poirat-Duval, et Précis hygiénique, statistique et administratif sur la prostitution dans les principales villes de l'Europe, Paris, 1857, in-8, 2 vol.

Rabutaux. De la prostitution en Europe, depuis l'antiquité jusqu'à la fin du xve siècle, avec une bibliographie, par P. Lacroix, pl. 4. Paris, 1851, in-4.

Dugniolle. Rapport sur l'état sanitaire des prostituées à Bruxelles, in J. de Bruxelles, janv. 1851.

Lagneau fils. Mém. sur les mesures hygiéniques propres à prévenir la propagation des maladies vénériennes, in Annales d'hyg., 2e sér., t. IV, p. 298, 1855, et t. V, p. 21, 241, 1856.

Carzani (C.). Osservazioni in torno al vigente regolamento sulla prostituzione, in Ann. univ. de méd., t. CLXXX, p. 607, 1862.

Bergeret (L.-F. E.). La prostitution et les maladies vénériennes dans les petites localités, in Ann. d'hyg., 2e sér., t. XXV, p. 343, 1866.

Jeannel (J.). De la prost. dans les grandes villes au xixe siècle et de l'extinct. des maladies vénériennes, etc. Paris, 1866, in-8, fig.

Lecœur (C.-J.). De la prostitution à Paris et à Londres. Paris, 1870, in-12, et 2e édit., ibid. 1872.

Calza (C.). Documenti inediti della prostituzione, tratti degli archivi republica Veneta, Milano, 1870, in-8.

TROISIÈME PARTIE.

Lugol. Recherches et observations sur les causes des maladies scrofuleuses. Paris, 1844, in-8.

Lebert (H.). Traité pratique des maladies scrofuleuses et tuberculeuses. Paris, 1849.

Lagneau. Maladies pulm. causées ou influencées par la syphilis, in Ann. des maladies de la peau. (Gaz., t. IV, p. 100, 1851.)

Gamberini. La syphilis peut-elle être la cause du tub. pulm.? in Gaz-méd. de Paris, p. 374, 1853.

Ricrod. Traité des maladies vénériennes, Paris, 1857.

Lendet. Recherches cliniques pour servir à l'histoire des lésions viscérales de la syphilis, 1860.

Charcot. Pneumonie chronique (thèse d'agrégation). Paris, 1860.

Virchow. De la syphilis constitutionnelle. Trad. française de P. Picard Paris, 1860.

Pihan-Dufeillag. Les dégénérescences et les product. syph. des viscères, 1862.

De Naux. Mal. pulm. syph. (in Ann. de la Soc. de méd. de Gand, 1864.)

Cintrac. Phth. syph. (Gaz, heb., 1877.)

idoux. Considérations sur les variétés de la phth° et sur les conditions de sa curabilité.

Mollet. Traité des maladies vénériennes, 1866.

Peschede (Fr.). Contrib. à la syph. des intestins et du poumon. (Virchow's Archiv., 1866.)

Lancereaux. Traité de la syphilis, 1866.

Cornil. Traité de la syphilis. 1867.

Nâpoleone Vecchi. Syph. pulm. (Giorn. il. delle mal. ven., t. Ier, p. 67 ' 1869).

Haud. Syphilis avec bronchite capilaire et solidiflcation des poumons. (In Am. Jonrn. of syphilogr. and dermat., n°.1, 1872.)

H. Hertz. Ein·fall von Aneurysma and pneumonia syphilitica. (Virchow's Archiv., 421-436 ; Centralblatt, 750, 1873.)

Cornil. Poumon d'un syphilitique (Société de biologie, 15 mars 1873).

Gooshart. Syphilitic phthisis. (Brit. med. Journ., t. Ier, p. 177, an. 1874.)

Fournier. De la phthisie syphilitique. (Gaz. heb. de méd. et de chirurg., n°° 28, 49, 51 ; p. 758, 773, 802, 1875).

Bercher. Contribution à l'étude de la syphilis. (Thèse de Montpellier 1875.)

Rollet. Sur la syphilis pulmonaire. (Wiener med. Press, n° 47, an. 1875.)

Mac-Swiney. Syphilitic phthisis. (Med. Society of the Coll. of phys. freland. Brit. med. Journ., p. 768, an. 1876.)

Frédéric Robinson. Notes on syphilitic phthisis. (the Lancet, 638, an. 1877.)

Colomiatti. La Sifilide nella produzione della tisi (Contavole). — (Giorn. it. delle mal. ven., p. 3, an. 1878.)

Fournier. Accidents tertiaires de la syphilis. Paris, 1878.

Sacharjin. (Berlin, Klin-Wochens, n° 3, p. 35, 21 janv. 1878.)

Fournier. Mémoire sur la syphilis pulmonaire, avec phagédénisme du pied, de nature syphilitique (Ann. de dermat. et de syphil. de Doyon, t. X, n° 2, an. 1878.)

Cornil. Études sur les accidents tertiaires de la syphilis. Paris, 1879.

QUESTIONS

SUR LES DIVERSES BRANCHES DES SCIENCES MÉDICALES.

Anatomie et histologie normales. — Des membranes séreuses.

Physiologie. — Des différences qui existent entre le sang veineux et le sang artériel.

Physique. — Electrécité animale. Loi du courant musculaire.

Chimie. — Caractères distinctifs, préparations et propriétés des iodures et des bromures.

Histoire naturelle. — Des bourgeons, de la préfoliation et de la préfloraison ; quels avantages peut-on tirer de la disposition des parties dans le bourgeon pour la détermination des familles, des genres et des espèces.

Pathologie externe. — Diagnostic différentiel des tumeurs de la région parotidienne.

Pathologie interne. — Du rachitisme.

Pathologie générale. — De la gangrène.

Anatomie et histologie pathologique. — Lésions de la pneumonie chronique.

Médecine opératoire. — De l'iridectomie, de ses accidents et des moyens de la combattre.

Pharmacologie. — Des émulsions et des loochs. Quels sont les différents moyens employés pour émulsionner, les graines et les corps gras.

Thérapeutique. — Du régime dans les maladies aiguës.

Hygiène. — De l'alimentation insuffisante.

Médecine légale. — De la valeur des symptômes et des lésions dans les cas d'empoisonnement.

Accouchement. — Données fournies par l'auscultation dans le diagnostic de la grossesse.

Vu, le président de la thèse,
BROUARDEL.

Vu et permis d'imprimer,
Le vice-recteur de l'Académie de Paris,
GRÉARD.

www.ingramcontent.com/pod-product-compliance
Ingram Content Group UK Ltd.
Pitfield, Milton Keynes, MK11 3LW, UK
UKHW020200130726
13696UKWH00002B/629